AF297184

DE

L'HYSTÉRIE GASTRIQUE

PAR

Le Docteur Lucien DENIAU

Ancien interne en médecine,
(Hôpital de Vincennes; la Santé, Saint-Lazare)

PARIS

OCTAVE DOIN, EDITEUR

8, PLACE DE L'ODÉON, 8

—

1883

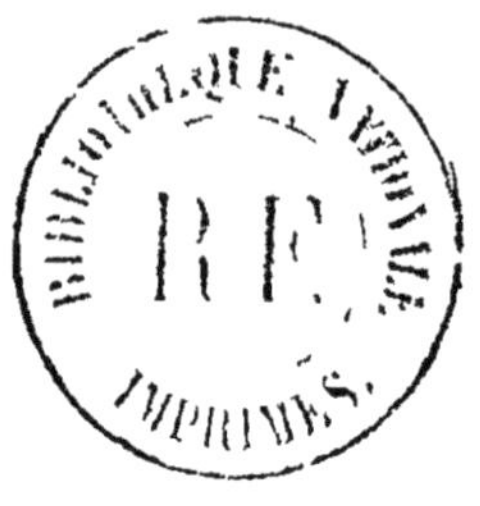

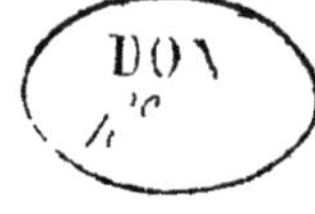

A M. H. HUCHARD

Médecin de l'hôpital Tenon.
Chevalier de la Légion d'honneur.

DE
L'HYSTÉRIE GASTRIQUE

INTRODUCTION

DÉFINITION

Nous entendons par hystérie gastrique l'ensemble des troubles gastriques qui se produisent dans le cours de l'hystérie. Ainsi, point n'est besoin de nous défendre d'avoir par un mot nouveau voulu créer une entité nouvelle ; c'est tout au plus une abstraction mais que légitiment et l'importance et la fréquence des troubles dont les organes digestifs sont le siège dans le cours de l'hystérie. Si la névrose est une, on ne saurait nier que ses foyers sont multiples et que, plus que tout autre organe, l'estomac y tient une place prépondérante. Cullen, confondant le siège avec la cause, l'avait considéré comme la source première, l'organe protopathique de la grande névrose.

Mais avant d'entrer plus avant dans notre sujet, il nous tarde de mentionner les encouragements, les bons conseils que nos maîtres ont bien voulu nous prodiguer à l'occasion de cette thèse et de rendre hommage à qui de droit.

C'est à M. Huchard que nous devons, non seulement l'idée de ce travail, mais encore tous les renseignements bibliographiques qu'il comporte. Au cours de sa préparation, il a bien voulu nous inspirer des opinions auxquelles son expérience de neurologiste donne une haute valeur. Nous l'avons commencé sous son inspiration et continué sous sa direction, aussi nous prions ce maître excellent d'agréer l'assurance de notre profonde reconnaissance.

Ayant eu l'heureuse idée de nous adresser à M. le professeur Lasègue pour connaître ses opinions sur un sujet auquel, comme à tant d'autres, son nom est attaché, l'éminent professeur a daigné faire de l'anorexie hystérique le sujet d'une de ses leçons cliniques que nous reproduisons presque toute entière.

L'un de nos maîtres dans les hôpitaux, et notre guide dans nos études médicales, M. Dujardin-Beaumetz, « dont le zèle pour la thérapeutique ne se ralentit jamais. »—Gubler inaugura avec succès, dès le début de notre thèse, l'application du gavage aux vomissements incoercibles d'origine nerveuse, et nous fournit ainsi la matière d'un chapitre intéressant. Nous saisissons cette occasion pour lui renouveler l'expression de notre vive gratitude et de notre entier dévouement.

Enfin, nous devons à l'obligeance du jeune et savant chef de clinique de M. le professeur Charcot, M. le docteur Ballet, un certain nombre d'observations précises, consignées dans cette thèse, pour lesquelles nous le prions d'agréer de nouveau tous nos remerciements.

CONSIDÉRATIONS GÉNÉRALES SUR L'HYSTÉRIE VISCÉRALE

Comme prélude à l'étude des manifestations gastriques de l'hystérie, nous jeterons un coup d'œil d'ensemble sur l'hystérie viscérale. Dans son livre des névroses, M. H. Huchard a bien mis en lumière les rapports de l'hystérie avec divers états morbides, il a montré que l'adage célèbre d'Hippocrate « febris spasmos solvit », sur lequel la médecine a vécu et s'est appuyée depuis tant de siècles, ne se réalise pas dans tous les cas, et que parfois l'existence de la névrose à titre de *propathie*, suivant l'expression si heureuse de M. Verneuil, peut imprimer à des maladies diverses une marche et des allures singuliéres bien faites pour obscurcir la symptomatologie et dérouter le clinicien.

Non-seulement la névrose modifie la symptomatologie des affections, mais encore elle en suscite un grand nombre du seul fait de son extension à tous les départements du système nerveux, moteur, sensoriel, intellectuel, végétatif et splanchnique, en sorte qu'Axenfeld a pu dire que « l'hystérie constitue une pathologie en raccourci. »

Pour la description de cette vue d'ensemble sur les accidents splanchniques de la névrose, nous ne saurions mieux faire que d'emprunter à notre éminent maître le passage suivant d'un travail en préparation dont il a bien voulu nous confier les épreuves (1).

« Si avec ses paralysies, ou ses convulsions, dit M. Huchard, avec ses troubles sensitifs ou moteurs, l'état soma-

(1) Voy. art. 10378, Journal de chirurgie et de médecine, où il a été publié depuis, t. LIV, 1883.

tique de l'hystérie présente un grand intérêt, l'étude de ses manifestations viscérales si nombreuses et si variées n'offre pas moins d'importance au point de vue purement clinique.

« Certaines hystéries ont un début viscéral, ce qui peut égarer le diagnostic, témoin le fait d'une jeune fille de 16 ans qui, avant toute attaque convulsive, eut pendant plusieurs mois, du côté du col de la vessie, des accidents attribués longtemps à la présence de calculs vésicaux. D'autres, semblables en cela à certaines formes de rhumatismes, affectent de préférence les viscères pendant tout le temps de leur évolution, demeurent viscérales un grand nombre de mois ou d'années, et l'on ne compte plus les erreurs de diagnostic qui ont été et qui sont encore journellement commises à ce sujet. Une malade, observée par M. Potain, a présenté une affection assez obscure pour que plusieurs médecins aient cru successivement à une tuberculose pulmonaire, à un ulcère de l'estomac, et enfin à une péritonite tuberculeuse. Ce qui avait fait admettre ce dernier diagnostic, c'était la production de symptômes abdominaux très violents, très douloureux, hors de proportion avec l'existence constatée d'une très légère hématocèle rétro-utérine. Or, on sait que chez les hystériques, il y a souvent de grands effets pour de petites causes, on sait qu'une lésion presque inappréciable, venant à se greffer sur un état hystérique antérieur, présente parfois une apparence de gravité pouvant en imposer aux meilleurs cliniciens ; et, pour ne citer que ce qui se passe du côté de l'appareil génito-urinaire, ne voit-on pas souvent de simples congestions pelviennes, un état congestif des ovaires, si fréquent chez les jeunes filles, devenir le point de départ de vives douleurs, d'un ballonnement considérable du ventre, de vomissements fréquents, etc., tous symptômes capables de simuler une véritable péritonite.

« D'un autre côté, il ne faut pas croire que la mobilité des symptômes, que leur substitution facile soient toujours des caractères suffisants pour démontrer la nature nerveuse d'une maladie. Au contraire, dans l'hystérie viscérale, les affections se fixent sur un organe avec une opiniâtreté, une ténacité souvent désespérantes.

« Il y a des toux nerveuses qui persistent pendant des années, des phénomènes pseudo-péritonitiques qui s'immobilisent pendant des mois, des anorexies qui font le désespoir des médecins, de ces anuries ou oliguries avec vomissements urémiques qui défient tous les efforts de la thérapeutique. Un des caractères de l'hystérie viscérale, c'est même souvent d'être torpide, persistante, rebelle, c'est aussi de se fixer longtemps sur un organe sans porter la moindre atteinte à l'organisme. Parfois aussi, la névrose viscérale change de nature sans changer de siège, et c'est ainsi qu'on voit, par exemple, des accidents les plus opposés intéresser l'estomac, les vomissements atoniques succédant aux vomissements spasmodiques, les vomissements de sang aux vomissements aqueux, l'anorexie à la gastralgie, etc. La maladie devient aussi protéiforme sur place.

« On peut se demander pourquoi l'hystérie est et reste viscérale chez les uns, tandis qu'elle est à manifestations extérieures et périphériques chez les autres. Souvent aucune cause ne peut être invoquée. Parfois cependant on remarque que l'hystérie devient viscérale parce qu'elle existe chez les arthritiques.

« Sans prétendre, ce qui serait une exagération, avec les auteurs anciens — Robert Whytt et Sydenham —, que l'hystérie est presque toujours de souche rhumatismale, on doit admettre cependant que la forme viscérale de l'hystérie, au même titre du reste que le nervosisme ou la neurasthénie, s'observe plus particulièrement chez les sujets arthritiques.

« D'autres fois aussi l'hérédité, comprise dans un autre sens, exerce une influence réelle sur la fixation de la névrose dans un organe ou un appareil. Telle malade, par exemple, qui a des symptômes d'hystérie gastrique, a eu des ascendants goutteux ou rhumatisants qui ont souffert de l'estomac sous forme de dyspepsie simple, de gastralgie ou même de cancer; telle autre qui se plaint de palpitations, de syncopes répétées, est issue d'une mère morte d'une affection réelle du cœur ; telle autre encore, qui présente des phénomènes de pseudo-tuberculose hystérique (toux, hémoptysies répétées, polypnée, dyspnée, etc.), accuse dans ses antécédents héréditaires des accidents tuberculeux du côté de la poitrine,.. et ne sait-on pas aussi que l'hystérie intellectuelle a le plus ordinairement chez les parents une origine cérébrale sous forme d'aliénation mentale, de manie, ou d'affections diverses des centres nerveux ? Tous ces faits prouvent qu'à côté *de l'hérédité dans les lésions* il faut placer *l'hérédité dans les organes.*

« Après les causes prédisposantes, viennent les causes déterminantes qui ont pour résultat de *fixer* la névrose sur un appareil, et l'étude des rapports de l'hytérie avec les divers états morbides, nous a montré suffisamment l'hystérie élisant, pour ainsi dire, droit de domicile sur le larynx, sur le poumon, sur l'estomac à la suite et à l'occasiou d'une affection de ces divers organes (angine ou laryngite, bronchite, embarras gastrique ou traumatisme porté sur la région stomacale). »

Quant à la fréquence des troubles gastriques, à leur prédominance dans la symptomatologie de l'hystérie splanchnique, à ces causes invoquées il faut y joindre aussi pour
l'expliquer des considérations tirées de la multiplicité des
fonctions dévolues au tube digestif.

L'hystérie, dit A. Fabre (1), est une affection du système
nerveux tout entier. Or il est un appareil où se trouvent
réunies la plupart des fonctions du système nerveux. Le
tube digestif en effet ne se borne pas à former des sécrétions il a aussi sa sensibilité et sa motilité propres ; c'est un
appareil complexe, et par conséquent il faut s'attendre à voir
l'influence de l'hystérie s'y manifester par des troubles divers.

Si les accidents de l'hystérie gastrique se trouvent souvent combinés à ceux de l'hystérie périphérique, de telle
sorte qu'une séparation rigoureuse de ces deux classes de
phénomènes n'est pas plus réalisable que ne le serait une
séparation absolue entre le système nerveux cérébro-spinal
et le système nerveux ganglionnaire, ils peuvent aussi se
montrer isolés de toute la pléiade symptomatique occupant
seuls toute la scène et comme des stigmates de la névrose
en puissance. C'est alors qu'il est important de reconnaître
ces manifestations d'une maladie larvée qui peut, si l'on
n'est pas prévenu, dérouter le diagnostic, exposer le praticien à de tristes surprises, et le priver au moins des
seuls moyens thérapeutiques efficaces. Cette raison peut
servir d'excuse au présent essai.

(1) Nouveaux fragments de clinique médicale. Paris, 1883.

L'étude de l'hystérie gastrique comprend :

1° L'anorexie hystérique.

2° Les vomissements.

3° La gastralgie.

4° Le tympanisme et la dilatation de l'estomac.

CHAPITRE PREMIER

Anorexie

ANOREXIE GASTRIQUE. — ANOREXIE MENTALE.

La disparition du sens de l'appétit, étudié dans ses rapports avec l'hystérie est un phénomène intéressant qu'il importe tout d'abord de distinguer de ces cas, où l'hystérique participant à la pathologie commune, l'anorexie se montre comme un symptôme d'importance secondaire au milieu du cortège des troubles fonctionnels évoqués par une affection quelconque; elle n'a aucune signification spéciale mais elle peut, une fois la maladie guérie, jouer le rôle de cause déterminante et devenir l'origine de désordres hystériques dans un organisme toujours en état d'imminence morbide.

L'anorexie hystérique dont nous voulons parler procède immédiatement de la névrose dont elle est une manifestation des plus curieuses.

Avec M. Huchard, nous en distinguerons deux variétés sous les dénominations d'*anorexie gastrique* et d'*anorexie mentale*.

I. — Dans l'*anorexie gastrique*, la disparition du besoin d'assimiler n'est qu'une conséquence immédiate de l'état spécial de la nutrition générale chez les hystériques, état spécial où la désassimilation tombe à son minimum physiologique et rapproche l'hystérique des animaux hibernants.

Chez elles le fonctionnement organique, procédant avec parcimonie, exige peu d'aliments pour son entretien. Toutes les sécrétions : rénale, cutanée, pulmonaire, digestive etc., s'abaissent à des chiffres paradoxaux; même particularité pour la température générale du corps, il y a comme un arrêt, une suspension plus ou moins marquée des phénomènes de la vie végétative. Ne désassimilant point, elle n'a pas à remplacer les éléments anciens par les éléments nouveaux. Nous reviendrons d'ailleurs à propos des vomissements sur cette inhibition des fonctions vitales en général et des fonctions nutritives en particulier. De ce fait, on peut donc observer une diminution partielle ou totale de l'appétit, mais ce qui distingue cette anorexie de la variété suivante, c'est que non seulement la malade ne maigrit pas sensiblement, ne périclite pas du fait de son abstinence instinctive; mais c'est qu'elle ne montre aucune répugnance spéciale à se nourrir. Grâce à cette perversion salutaire de la nutrition, dit M. Huchard, la malade conserve son embonpoint. Cependant dans des cas, rares heureusement, le parallélisme est rompu, le mouvement de dénutrition organique se continue sans que le besoin, sans que la faculté surtout d'assimiler reparaissent ; aussi la malade pâlit, maigrit, se cachectise, tandis que des vomissements incoercibles rejettent sans trêve de rares aliments ingérés avec répugnance. Alors la maladie peut être mortelle. Nous reviendrons sur ces faits en parlant des vomissements. Ils sont d'ailleurs exceptionnels, mais il faut néanmoins distinguer les cas où existe cette perversion salutaire de la nutrition et ceux où elle n'existe pas ou bien cesse prématurément.'

En règle générale, la malade conserve son embonpoint, mange à sa faim, pour souvent vomir après et recommencer sans se décourager. Elle présente souvent des appétences étranges et suit un régime alimentaire spécial. En raison de l'atonie des voies digestives, de la pauvreté des sécrétions gastriques, l'hystérique recherche volontiers ce qui peut stimuler son appétit et activer sa digestion. Elle le trouve presque toujours dans les crudités excitantes et acidulées, et tandis qu'elle repousse les potages, le lait, la viande, elle croque à pleines dents les citrons les plus sûrs et festoye de cornichons et de verjus. Quelquefois cette anorexie, ces appétits dépravés s'accompagnent de symptômes plus ou moins marqués d'embarras gastrique.

La malade se plaint d'avoir mauvaise bouche, les aliments n'ont point de goût, où bien ont une seule et même saveur, il y a du ptyalisme ou de la sécheresse buccale ; la langue est tantôt saburrale, tantôt blanche au milieu, ou rouge sur les bords, ou encore complètement rouge, lisse et brillante par la chute de son épithélium, enfin elle présente un enduit blanchâtre de peu d'épaisseur avec des points rouges disséminés; la soif est un peu augmentée, les digestions sont lentes et pénibles, il y a des régurgitations, des nausées, des aigreurs, des hoquets, le ventricule est ballonné ainsi que le ventre; il y a un peu de malaise, de céphalalgie, mais quelquefois si légère que la malade n'en fait mention qu'autant que le médecin l'interroge sur ce point; l'intestin reste presque complètement fermé ou la diarrhée alterne avec la constipation. Les selles sont alors purement liquides lorsque l'estomac, après avoir rejeté les aliments solides laisse passer les boissons.

Cette *diarrhée* est donc distincte de la lientérie, résultat de l'irritation que subit l'intestin au passage d'aliments mal digérés par les sucs gastriques altérés, ou bien d'aliments prématurément versés dans le duodénum par suite d'une sorte de paralysie du sphincter pylorique (insuffisance pylorique d'Ebstein). Elle est encore différente, quant à l'origine, de cette diarrhée qui alterne souvent avec les vomissements, ressortissant tous les deux à une atonie présumée du grand sympathique, et qui sont très analogues aux diarrhées émotives ou à celles qu'ont obtenues Pincus et Samuel de la section expérimentale du grand sympathique. Les vomissements sont la règle, ils sont tout au moins d'une extrême fréquence lorsque l'anorexie se rattache à l'inhibition des fonctions végétatives. L'aliment ingéré n'est alors pour l'organisme qu'une superfluité qu'on lui impose de force et dont il se débarrasse mécaniquement par l'acte du vomissement.

Ils sont surtout alors alimentaires lorsque le fonctionnement rénal est enveloppé dans l'aberration du mouvement nutritif général. Les vomissements sont souvent aussi glaireux, aqueux, plus rarement bilieux et, comme la diarrhée, rendent manifeste le trouble qui atteint le système nerveux excito-moteur et sécrétoire. Nous reviendrons sur ces faits en traitant du vomissement.

La *constipation* mérite une mention spéciale à cause de sa fréquence et surtout de son opiniâtreté.

Dans certains cas, elle défie tous les purgatifs que la malade vomit, et tous les lavements qui sont rendus sans avoir produit d'effet utile. Cette constipation peut durer un ou deux mois, au point de faire penser à la simulation ; elle peut même aller au-delà dans ces cas d'hystérie suspensive où la vie végétative est presque anéantie dans un sommeil léthargique persistant, comme dans le fait recueilli par Berdinel où la même hystérique fut, pendant près de **2** ans, tour à tour cataleptique, léthargique puis extatique et, du 17 novembre 1873 au mois de mars de l'année suivante, resta sans aller à la selle. **Deux** causes différentes concourent à produire cette constipation : la pauvreté des sécrétions intestinales et la paralysie des muscles de l'intestin. Celle-ci est attribuable, selon Habershon (1), à la 'parésie des fibres motrices et sensitives du pneumogastrique qui sous le nom de plexus d'Auerbach, mélées aux fibres des sympathiques, se distribue spécialement à la tunique musculaire de l'intestin, et sous le nom de plexus de Meisner se distribue accessoirement à la muqueuse de cet organe.

C'est encore à une paralysie des nerfs vagues, mais d'origine centrale qu'Habershon attribue la disparition du sens de la faim. Il est vraisemblable que les troubles sensitifs et sécrétoires dont l'estomac est le siège, d'où un certain degré d'analgésie de la muqueuse et de perversion en quantité et qualité des sécrétions gastriques, suffisent pour produire, dans une certaine mesure, l'anorexie ; mais il est peut-être aventureux de localiser, dans la sphère d'action des vagues,

____

(1) Lumléian lectures, **Medıcal Times,** 1876.

un sens qui selon nous a des racines plus profondes dans tout l'organisme.

Quoi qu'il en soit, les recettes équilibrant les dépenses, l'état général de l'hystérique se maintient presque satisfaisant pendant longtemps et les signes d'anémie ne se montrent que très tardivement. C'est donc là une anorexie relativement bénigne.

II. L'autre variété relève plus d'un trouble mental que d'un trouble digestif, et pour cette raison mérite plus spécialement encore le nom d'anorexie hystérique. Pour en rappeler l'origine et les caractères, M. Huchard lui a appliqué l'heureuse dénomination d'*anorexie mentale* (1).

Tandis que Gull, en Angleterre, sous le nom d'*apepsie* hystérique (2), attirait l'attention sur « une affection se montrant surtout chez les jeunes filles de 15 à 23 ans, caractérisée par une disparition complète de l'appétit, par une extrême émaciation attribuée souvent à une tuberculose latente, une maladie abdominale ou une atrophie mésentérique et due surtout à un trouble central, » M. le professeur Lasègue, en France, dans une description magistrale, basée sur huit observations, faisait connaître cette affection sous le nom d'*anorexie* hystérique et confirmait sans les connaître les observations de l'auteur anglais (3).

Nous avons vu que chez les sujets précédents, l'abstinence était en quelque sorte instinctive et résultait de l'arrêt plus ou moins complet de la nutrition organique. Il n'y a point de répugnance vraie à l'alimentation et aussitôt que le mouvement nutritif recommence, l'hystérique cesse de jeûner et de vomir.

---

(1) Henri Huchard. Traité des névroses. Paris, 1883
(2) Gull. *Brit. med. Jour.*, 1873.
(3) Lasègue. De l'anorexie hystérique. Arch. génér. de méd., 1873.

Deniau.

Pour les anorexiques que nous avons en vue, il n'en est plus de même. Chez elles, il y a bien aussi une diminution plus ou moins notable de la nutrition organique, mais un élément mental intervient, qui donne à ces cas d'anorexie leur vraie caractéristique. Nous en éliminerons d'abord ces faux appétits englobés et confondus sous le nom de *boulimie* avec des phénomènes essentiellement différents, et qui sont constitués par d'impérieuses sensations de faim que deux gouttes de laudanum font cesser mieux que toute nourriture et disparaissent avant même que le premier bol alimentaire ait franchi l'œsophage, ne laissant derrière lui que répugnance et dégoût. C'est un patrimoine commun aux dyspeptiques.

Quant à la boulimie comme synonyme de lycorexie (faim de loup), c'est en somme un phénomène assez rare de l'hystérie. Nous n'y comprendrons pas non plus ces perversions singulières qui peuvent atteindre chez les hystériques les derniers degrés de l'absurde et du baroque. Le professeur Lasègue comme beaucoup d'autres a, sous ce rapport, été témoin des faits les plus étranges. L'une de ses anorexiques éprouvait une appétence spéciale pour la redingote de son professeur de dessin, et brin à brin, finit par en dévorer la plus grande partie. Une autre ne pouvait manger que de la croûte de fromage, elle refusait toute autre nourriture, et même le fromage. Une troisième ne pouvait goûter que le pain d'un seul boulanger, elle le reconnaissait avec une excessive perspicacité et refusait impitoyablement le pain de toute autre provenance.

Ces phénomènes, dont on pourrait grossir l'énumération, ne sont pas spéciaux aux hystériques. Ils s'observent communément chez la femme enceinte.

Dans un autre ordre de faits, l'anorexie se complique d'une véritable vésanie.

Une hystérique ne consentait à manger que debout, et à la condition de pouvoir transporter son assiette alternativement sur tous les meubles.

Ces troubles mentaux ont quelque analogie avec ceux qu'on observe quelquefois chez des paralytiques généraux au début. Certains d'entre eux ne peuvent manger qu'en péripathétisant: Mais ici il y a plutôt concomitance que subordination de cause à effet. Dans l'anorexie mentale de M. Huchard, l'abstinence procède plus directement du trouble de la volonté et de la tournure générale des idées.

Le phénomène originel est le plus souvent l'élément douleur qui pour un observateur superficiel, pourrait paraître, évaluée d'après ses effets, procéder surtout d'une affection de l'estomac, et d'une lésion intense.

Mais sa source remonte bien plus haut, dans l'intimité même du fonctionnement du système nerveux dont les éléments unis dans une solidarité étroite, doués d'une irritabilité maladive, entrent vivement en jeu lorsqu'une cause, si légère quelle soit, vient ébranler quelque département plus ou moins éloigné de ce système.

La sensation perçue est disproportionnée dans son estimation à l'impression produite, et cette disproportion, cette rupture du parallélisme entre l'impulsion primitive et l'estimation centrale ou intellectuelle, est déjà une partie du trouble cérébral que nous invoquons.

Il est facile de retrouver, même dans un organisme sain, l'analogue de ce désordre singulier. Qui de nous n'a pu analyser sur soi-même ce trouble général évidemment d'ori-

ginc réflcxe qu'éveille en nous le développement d'un mouvement febrile quelque peu intense ou l'apparition de nausées dont l'origine nous semble d'autant plus obscure que la
cause dont elle émane passe elle-même plus inaperçue, telle
qu'un peu de distension de l'estomac ou de gastralgie? Qu'un
effort avorté de vomissement amène l'expulsion par les voies
supérieures d'un peu de gaz ou de chyme et tout cesse; l'angoisse générale s'évanouit, la sensation de demi-vertige disparaît, la circulation cérébrale un instant troublée reprend
son cours, l'idéation son alacrité, et la pensée son allure sou-
riante.

Si cette sorte de claudication fonctionnelle s'observe dans
un organisme cependant bien équilibré, on doit à plus forte
raison admettre qu'il en sera souvent de même chez les hystériques. Seulement, étant donné la mobilité, la faiblesse irritable
de leur système nerveux, le trouble réflexe exagéré s'éveille
sous l'influence d'un ébranlement insaisissable et persiste
alors que celui-ci a depuis longtemps cessé. L'origine e'en
doit souvent être recherchée, à l'âge auquel la maladie s'observe, que dans quelque émotion imaginaire, ressentie d'une
façon plus ou moins inconsciente, quelque sympathie, quelque aspiration déçue; atteintes psychiques qui retentissant
sympathiquement de l'être normal sur l'être physique déterminent un resserrement général, une vague sensation de
malaise, de douleur sourde épigastrique, de gêne indéfinis-
sable, que l'alimentation semble provoquer. Que ces accidents se répètent et s'aggravent et qu'il s'y joigne cette fois
une sensation de vertige, de la pesanteur d'estomac, de la
dyspnée, des régurgitations, et l'hystérique ne tarde pas à
s'apercevoir et à se persuader que l'alimentation est la cause
occasionnelle de ces accidents, qu'elle décide de conjurer en

mangeant moins, et en réduisant son alimentation au minimum.

La maladie est alors déclarée, dit M. Lasègue. Malheur
au médecin qui traite légèrement sa décision d'enfantillage
sans importance qui cédera facilement, et la raille.

« L'hystérique qu'on provoque ne pardonne pas. » Se
considérant comme victime des premières hostilités, elle se
croit dispensée de toute conciliation, sa décision devient une
idée fixe et, dans l'espèce, l'abstinence son arme de combat.
« Que le praticien se taise, observe, réserve son pronostic
et n'oublie pas que lorsque l'inanition volontaire date de
quelques mois, elle constitue un état pathologique à longue
échéance » (1).

Une fois l'attention de l'hystérique attirée sur les conséquences de l'alimentation, « l'expectant attention » fait son
œuvre ; le trouble évoqué se reproduit et persiste.

L'élément douleur quand il existe quelque peu développé
avec l'anxiété épigastrique, l'appréhension, le demi-vertige
qu'il entraîne à sa suite augmente avec l'alimentation, mais
son mode est sans analogie avec les souffrances gastriques
occasionnées par une lésion si superficielle qu'elle soit.
M. Lasègue lui assigne les caracteres suivants : Elle persiste plus ou moins vive dans l'intervalle des repas, tantôt
insignifiante, tantôt plus ou moins incommode. Elle n'a aucune localisation particulière, n'augmente pas par la pression
et se distingue en cela de l'irritation donloureuse de l'estomac ; c'est une inquiétude toute spéciale. Elle est soudaine,
et n'est pas préparée par des troubles graduellement crois-
sants de la digestion, elle n'est pas dayantage suivie par

(1) Lasègue. Loco citato.

des accidents dyspeptiques. Les fonctions intestinales restent indemnes, sauf la constipation ; la nature des aliments est sans influence sur les crises.

Deux exemples pris dans la pratique du professeur Lasègue feront saisir de suite quelle est la nature du trouble mental et mettront mieux en lumière la disproportion entre la douleur perçue et l'appréhension de la voir récidiver qui le constitue.

L'une des malades était une jeune fille de 18 ans. Ayant un jour ressenti, après avoir chanté, une légère douleur du larynx, elle se persuada que la cause en était dans son chant. Elle n'eut plus dès lors qu'un but dans sa vie, ce fut celui d'éviter le retour de cette légère douleur. En conséquence elle renonça au chant, puis bientôt à la lecture à haute voix, puis à la parole à demi-voix, enfin elle devint complètement aphone ; ni les prières, ni les menaces ne purent la déterminer à affronter de nouveau l'impression désagréable primitivement ressentie, et pendant 18 mois resta muette en quelque sorte, ne desserrant les dents que pour chuchoter à voix basse quelques phrases laconiques. Cependant, il n'y avait pas de névralgie du larynx, le déplacement des pièces cartilagineuses n'éveillait aucune douleur, l'examen laryngoscopique montra un organe parfaitement sain et quand, par grande exception, elle consentait à parler haut, la voix était forte et bien timbrée. Cette jeune fille guérit et finit par avouer que la douleur laryngée avait été très légère par elle-même, mais particulièrement désagréable, et qu'elle avait éveillé en elle une telle appréhension qu'elle eût préféré les pires épreuves à la nécessité de parler à haute voix et de reproduire cette douleur.

L'autre se plaignit d'une souffrance dans le pied, souf-

france mal localisée, mais qui se faisait sentir pendant la pro-
-menade, Elle cessa donc de sortir et garda la chambre ;
bientôt elle resta assise ou étendue, enfin elle finit pas garder le lit ; pendant un certain temps, elle consentit à ce qu'on
la transportât de son lit sur son canapé et finalement se re-
fusa à cette dernière concession. L'examen du membre ne
révélait aucune lésion appréciable, il n'y avait pas de névralgie plantaire, les muscles et les articulations fonction-
naient sans douleur, on pouvait imprimer au pied tous les
mouvements possibles, il n'y avait enfin rien d'appréciable
par les moyens les plus variés d'investigation, et ce ne fut
qu'après deux ans de décubitus volontaire qu'elle consentit à
descendre de son lit, puis à faire quelques pas dans la chambre à condition qu'on lui donnerait la main, enfin à marcher
comme tout le monde et à rentrer dans la vie commune. Ce
sont là des phénomènes centraux de nature réflexe qu'on ne
saurait rattacher qu'à un état mental éveillé par une cause
occasionnelle légère, et entretenu, développé par l'irritabilité maladive du système nerveux.

Revenons à l'anorexie mentale.

Si la douleur en est le plus souvent l'origine, il n'en est
pas toujours ainsi ; d'autres anorexiques sont encore plus
systématiques, et leur mobile doit être recherché dans des
raisons de coquetterie. Celles-là s'imposent l'abstinence
sans même pouvoir arguer d'une douleur, mais seulement
parce qu'elles craignent de vieillir ou que l'embonpoint leur
paraît peut compatible avec la tournure poétique de leurs
pensées.

La maigreur est leur idéal, et de fait elles le réalisent au
delà des limites du ridicule. Leur grande préoccupation est
souvent d'éviter les féculents qui pourraient en un jour leur

faire perdre un peu du terrain gagné. M. Huchard observe une jeune fille fort intelligente, vivant dans un sentimentalisme exagéré, qui ne mange pas pour les trois raisons suivantes : d'abord « elle n'a pas faim », première raison qu'une hystérique met toujours en avant, comme le fait remarquer M. Huchard ; ensuite elle craint d'engraisser ; enfin l'action de manger est un- de ces actes qui rapprochent trop l'homme de la bête. Or, pour arriver à ses fins, elle mange à peine de quoi se soutenir, boit du vinaigre a pleines cuillerées, se livre à des promenades exagérées, s'expose par tous les moyens possibles à des sudations considérables et se refuse même le sommeil, parce qu'elle a appris que le sommeil prolongé favorise l'embonpoint. Lorsque des visiteurs ignorants de ce qui se passait, arrivaient dans la maison, on devait s'empresser de les prévenir à l'avance qu'ils ne s'abstinssent pas de remarquer la maigreur extrême de la jeune fille, sans quoi celle-ci en concluait qu'elle avait pris de l'embonpoint et les jours suivants elle se condamnait à une abstinence plus sévère, et « serrant la haire avec la discipline », ne paraissait point aux repas et se bornait à prendre quelques bouillons à peine réparateurs.

Après une indécision de courte durée, l'hystérique si elle souffre quelque peu, n'hésite pas à affirmer que la seule chance de soulagement qui lui soit acquise consiste dans l'abstention des aliments. En vain on lui présente les mets les plus appétissants et les plus variés ; toniques, amers, ferrugineux, pepsine et peptones ne servent qu'à confondre le médecin, l'ennemi désigné quelquefois, le jouet le plus souvent de la jeune hystérique. La malade invoque du dégoût, un mal de tête, de la gastralgie pour s'abstenir et satisfaire ainsi deux inclinations à la fois : le dégoût de la nourriture et la crainte de la douleur.

Les repas se réduisent de plus en plus. En général un seul reste alimentaire, l'autre est d'abord sacrifié. Puis la suppression porte sur un ou plusieurs de ses aliments habituels : le pain, la viande, certains légumes, quelquefois elle consent à remplacer un aliment par un autre, auquel elle s'attache avec une prédilection marquée et exclusive, pendant un certain temps ; au pain, par exemple, elle substituera des biscottes ou des biscuits secs, après quoi elle y renoncera pour remplacer ou non le mets provisoirement adopté.

Les choses se prolongent ainsi pendant des semaines ou des mois, sans que la santé générale paraisse influencée ; au contraire, la malade ne se plaint plus, et la motilité semble du fait de l'abstinence être rendue plus facile. Il est notable que l'hystérique qui ne mange pas, loin de s'affaiblir, prend au contraire à cette époque une sorte d'alacrité qui ne lui était pas ordinaire.

Alerte et légère, elle se multiplie, se livre aux exercices les plus fatigants, ne se refuse à aucun travail, se montre infatigable pour prouver que son nouveau régime est favorable à sa santé.

« Elle prend ses précautions pour les périodes ultérieures et prépare ses arguments pour l'avenir. » (Lasègue.) Au début, en effet, l'état général est bon, il n'y a pas d'amaigrissement, seulement un peu de constipation qui cède facilement, pas de chlorose, à moins que celle-ci ne préexiste à l'anorexie, peu de signes d'anémie, bien que l'alimentation puisse être assez réduite pour représenter à peine le dixième du régime ordinaire de la malade.

La respiration et la circulation se ralentissent, la température s'abaisse de un demi à un degré, le fonctionnement organique devient inférieur pour l'énergie au fonctionnement normal, mais enfin l'embonpoint persiste, soit que l'hystérique bénéficie du ralentissement de la vie végétative que nous avons signalé plus haut, soit qu'il y ait aussi une question d'habitude ; la diminution des aliments s'étant faite progressivement, l'économie, préparée de longue main à l'abstinence, ne se révolte pas et s'y accoutume.

Cependant le temps passe, et si la situation ne varie pas quant à l'anorexie et au refus d'aliments, les dispositions de l'entourage se modifient à mesure que le mal se prolonge et, parallèlement, l'état mental de l'hystérique s'accuse davantage. Le médecin, s'il avait promis un amendement rapide ou s'il a soupçonné le mauvais vouloir de la malade, a perdu depuis longtemps toute autorité morale ; néanmoins la malade par exception ne se refuse à l'administration d'aucun médicament : les drastiques, les amers, les eaux minérales digestives restent sans effet, il en est de même des stimulants diffusibles, gommes fétides, valériane, hydrothérapie, douches à température variée, fortifiants, ferrugineux, dérivation cutanée, etc. Les laxatifs seuls rendent le service de supprimer la constipation.

Quand, après plusieurs mois, la famille, le médecin, les amis voient l'inutilité persistante de leurs efforts, l'inquiétude commence et avec elle le traitement moral.

De même, dit M. Huchard, qu'il existe une *folie de l'intelligence, de même il existe une folie de la volonté.* Pour vaincre l'idée fixe de la malade, pour guérir « cette folie, ce délire de la volonté, » la famille n'a à son service que deux méthodes : prier ou menacer. Or, le meilleur

moyen d'augmenter l'opiniâtreté des hystériques, dit M. Lasègue, c'est de laisser percer directement ou indirectement
la supposition que la malade, si elle le voulait bien, pourrait
vaincre sa répugnance. Devant cette insistance, les forces
de la volonté se cataleptisent, s'il m'est permis de m'exprimer ainsi.

De la malade, qui assiste bientôt en spectateur indiffé-
rent au repas familial, on réclame avec force supplications,
comme une preuve suprême de son amour, d'ajouter quelque chose à son repas. Plus la sollicitude s'accroît plus l'appétit diminue. « L'excès d'insistance appelle l'excès de
résistance. » (Lasègue.) Une seule concession la ferait passer de l'état de malade à celui d'enfant capricieux, et cette
concession moitié d'instinct, moitié de parti pris, elle ne la
consentira jamais. Et puis, cette attention dont elle est entourée, cet émoi qu'elle fait naître dans son entourage, ne
sont-ils pas les aliments désirés à l'esprit d'opposition, de
controverse, au besoin de se mettre en scène, de faire parler de soi qui constituent le fond commun du caractère hystérique (1) ?

L'anorexie est devenue peu à peu l'objectif unique des
préoccupations et des conversations de la famille ; il se forme
autour de la malade une sorte d'atmosphère morale, qui la
met dans un perpétuel contact avec sa conception morbide
qui ne tarde pas à devenir sa pensée dominante.

Les parents, les amis se relayent pour contribuer à l'œuvre commune. Or, c'est une loi générale de la pathologie
mentale, que l'affection subit l'entraînement de son milieu
et qu'elle se condense ou se développe d'autant plus que le
cercle où se meuvent les idées et les sentiments des malades

(1) Voir une étude de M. Huchard sur le *caractère et l'état mental
hystériques* (Arch. de Neurologie, 1882 et Traité des névroses).

se rétrécit davantage. L'hystérie mentale n'y échappe point.

L'hystérique qui souffre se rapproche par bien des points des persécutés et des hypochondriaques. Au début, le malaise était vague, les distractions de l'esprit constituaient une dérivation utile ; pour que le trouble réflexe central se produisît, l'intervention du trouble périphérique pouvait être nécessaire. Plus l'attention se resserre, plus la notion du malaise se perfectionne. Maintenant le thème est fait, la maladie s'est systématisée à la façon de certaines aliénations. La malade ne se met plus en quête d'arguments et les réponses deviennent encore plus uniformes que les questions. On se lasse alors de supplier, on ordonne, on menace et cette manœuvre obtient encore moins de succès. Les ordres et les menaces, comme les prières et les supplications de la famille, trouvent l'hystérique inflexible dans son refus d'alimentation.

Que dire en effet pour vaincre cette appréhension disproportionnée avec la douleur ? En vain on lui fait observer sa pâleur, l'atteinte que la maladie porte à sa beauté. Ici l'hystérique témoigne de son état névropathique par une disposition mentale qui ne se rencontre que chez elle. Elle est constituée par une quiétude (Lasègue, Huchard), un optimisme inexpugnable, une sorte de contentement pathologique, qui, joint à la résistance passive que l'hystérique oppose aux tentatives de persuasion qui la circonscrivent, constituent une sorte d'appoint mental qu'elle apporte au diagnostic. Elle ne soupire pas après la guérison, elle se plaît dans sa condition. D'ailleurs cette indolence, que n'ébranlent pas les signes les plus évidents de sa déchéance organique, n'est que le reflet de la quiétude d'esprit avec laquelle l'hystérique assiste impassible aux autres manifestations de sa né-

vrose : contractures, paralysies, convulsions, anesthésies, etc.

Cependant l'assaut est donné, et à chaque repas, comme
entre chacun d'eux, une polémique s'engage dont l'hystérique sort toujours victorieuse.

Que lui dire pour lui faire surmonter la crainte de la
douleur et le parti pris de s'abstenir ?

Qu'a-t-on à lui reprocher ? Sa mauvaise volonté ? Elle
fait ce qu'elle peut, mais ne peut l'impossible. Elle a fait
toutes les concessions demandées, et pris tous les médicaments prescrits; elle voudrait bien manger, mais ne le peut
pas.

Dire qu'elle dépérit rapidement ? Mais jamais elle n'a été
mieux portante ! Ses douleurs ont disparu, elle se trouve
bien comme cela. D'ailleurs, se refuse-t-elle à aucune besogne, à aucune fatigue ?

Qu'une jeune fille de son âge ne peut vivre d'un pareil
régime ?

Probablement que oui, puisqu'elle se porte à merveille;
d'ailleurs on n'est pas en elle, elle sait mieux que personne
ce qui lui faut. « Je ne souffre pas, donc je suis bien portante». Grand argument que l'hystérique triomphante oppose
avec une telle fréquence, que M. Lasègue, témoin de plus
de deux cents cas d'anorexie mentale, n'hésite pas à la
regarder comme caractéristique de la variété, losqu'il l'en-
tend de la bouche d'une jeune fille anorexique depuis
longtemps.

Cependant, l'économie se lasse, et l'inanition s'approche.
Les règles qui étaient insuffisantes et irrégulières se sus-
pendent complètement. La soif augmente, la constipation
devient plus opiniàtre et ne cède plus aux purgatifs. Le

pouls est fréquent, la région épigastrique devient douloureuse à la pression, la peau est sèche, rugueuse et sans élasticité, l'amaigrissement devient rapide, la faiblesse excessive. Bientôt les parois abdominales se rétractent, et le palper indique une diminution progressive de l'élasticité de ces parois, symptôme habituel des inanitions prolongées. La malade est pâle, sujette aux syncopes. L'auscultation fait entendre des souffles cardio-vasculaires, des névralgies surviennent. Quelquefois la faiblesse est telle que la malade est obligée de rester dans le décubitus. Alors le pouls se ralentit, la peau devient froide et gluante et la malade présente, selon Willam, l'aspect d'une phthisique arrivée à la dernière période de la cachexie. De fait l'erreur ne serait pas rare, d'après l'auteur précité, qui aurait déjà plusieurs fois été témoin d'une semblable méprise. Quand les choses en sont arrivées à ce point, il se fait une sorte de remous ; l'hystérique, soit en présence de l'affliction de sa famille, soit par peur ou par nécessité, sort de son indifférence, et deux directions s'ouvrent à la malade. « Ou bien elle est assez détendue pour devenir obéissante sans restriction, ce qui est rare, ou bien elle accède à une demi-docilité, avec l'espérance évidente qu'elle conjurera le péril sans renoncer à ses idées et à l'intérêt qu'inspire sa maladie, ce qui est plus fréquent » (Lasègue).

Mais l'appétit ne revient pas tout d'un coup ; il y a des préférences étranges, des appétits bizarres et exclusifs.

Trousseau citait le cas d'une femme, qui pendant toute sa grossesse ne s'était entretenue que de café au lait additionné de cornichons au vinaigre en guise de pain. Une autre qui habitait la province n'aimait que des biscuits non sucrés spécialement préparés pour elle par un boulanger de Paris. D'autres n'aiment qu'une seule espèce de légumes.

Tandis que l'appétit est fermé à toute nourriture, il est notable que certaines anorexiques se montrent dociles pour les remèdes pharmaceutiques même les moins attrayants.

L'une d'elles, observée par M. Lasègue, croquait des morceaux de rhubarbe à pleines dents.

Le docteur Quain (1) cite le cas d'une femme qu'il dit non hystérique, mais qui perdit l'appétit pendant plusieurs années au point de se momifier. La peau du front était collée au frontal, les parois de l'abdomen étaient si flasques, qu'elles touchaient la colonne vertébrale, et sa cavité ne contenait pour ainsi dire rien, tant les intestins étaient atrophiés. La malade n'avait même plus « la peau sur les os », puisqu'une eschare dénudait le sacrum. Elle perdit tout mouvement volontaire et devint complètement insensible; elle ne guérit que sous l'influence de la potion alcoolique de la pharmacopée anglaise et de l'extrait de thé de bœuf parfumé aux clous de girofle, qu'on était obligé d'y ajouter « pour lui donner quelque apparence de médicament ».

L'anorexie ne se termine qu'exceptionnellément par la mort.

Gull cite le cas d'une anorexique hystérique qui succomba aux suites d'une thrombose crurale. L'autopsie démontra que la mort n'était due qu'à l'inanition et à la thrombose. Il n'y avait aucune autre lésion dans les autres organes. Le diagnostic de ces cas repose sur l'absence de lésions organiques de l'abdomen et de la poitrine, l'abaissement de la température, et l'affaiblissement des fonctions de circulation et de respiration (Gull).

(1) British medical Journal, 1873.

Donc, soit que la sensation pathologique, cause première de l'anorexie, disparaisse du fait de la cachexie croissante, soit que l'instinct de la conservation reprenne le dessus, la maladie guérit le plus souvent au bout d'un temps plus ou moins long qu'on peut fixer à dix-huit mois ou deux ans, mais non sans avoir éveillé dans la famille les plus légitimes inquiétudes. Cette guérison est souvent incomplète; l'anorexie amendée seulement persiste longtemps après même que les malades sont revenues au régime commun et M. Lasègue connaît des malades qui depuis dix ans, époque de leur maladie, n'ont pas encore récupéré l'aptitude à se nourrir comme tout le monde.

Traitement.—De l'observation des faits surgissent les conclusions thérapeutiques; or que nous apprennent-ils? Que cette variété d'anorexie relève surtout d'un trouble mental contre lequel seul un traitement mental saurait prévaloir; que les toniques et les altérants, les purgatifs et les amers, l'hydrothérapie et l'hygiène, efficaces dans la première variété d'anorexie, se montrent ici tour à tour d'une inefficacité trop souvent incontestable; qu'au contraire l'entourage d'une famille inquiète et suppliante constitue pour l'hystérique un milieu éminemment propre à entretenir l'élément mental de son anorexie, et que le premier traitement à opposer à la maladie consiste dans le transport des malades loin de leur famille, où l'hystérique va cesser d'être l'objet d'une adoration perpétuelle. Les faits confirment ces inductions, et l'influence du changement de milieu est très nette, d'autant plus que l'on a vu la maladie récidiver lorsque les malades revenaient dans leur famille.

Greenhow a observé deux jeunes filles, dans la famille desquelles il y avait des aliénés, et qui étaient arrivées à un degré d'émaciation ultime, toutes deux guérirent par le changement de milieu, l'une d'elles s'amenda au bout de six semaines, l'autre presque guerie aussi de son anorexie, étant retournée dans sa famille, eut une rechute. Privée de nouveau de son entourage moral, elle revint rapidement à la santé.

Il y a quelques semaines, un docteur de la province adressait à M. Huchard une jeune fille d'une pâleur extrême, d'une maigreur squelettique. Elle pouvait à peine se tenir debout; le soir elle avait un peu de chaleur à la peau, et quoiqu'elle ne présentât aucun signe physique du côté de la poitrine, on craignait sans doute à bon droit l'imminence d'une tuberculose. Elle guérit par le déplacement et le traitement moral.

L'exemple suivant montre l'influence salutaire du changement de milieu qui permet au médecin de prendre sur la malade, toute son autorité morale. C'est une communication orale de M. le professeur Charcot à M. Huchard, communication que nous relevons dans l'étude de ce dernier auteur sur le *caractère et l'état mental des hystériques*. M. Charcot fut appelé en toute hâte par le médecin ordinaire d'une hysstérique en danger de mourir d'inanition. Elle était en effet atteinte d'une anorexie invincible ; elle se refusait à manger depuis des mois, et l'état était devenu très grave, voisin de la cachexie.—Corps extrêmement amaigri avec chairs flasques et ventre creusé en bateau, —face pâle et blême, —yeux excavés, — pouls petit et misérable. — jambes légèrement infiltrées..... En présence d'un état si menaçant, M. Charcot prend une grave détermination; il éloigne la malade de ses parents, puis lui commande impérieusement de manger, car si elle ne le fait pas, « elle est vouée à une mort certaine précedee de souffrances horribles. » Ces paroles, les mesures sévères qu'on prit à son égard firent merveille. Le premier jour elle voulut bien toucher à un peu de nourriture, le second jour elle mangea, les jours suivants davantage encore, et, une semaine après, elle s'alimentait comme tout le monde. Au bout de deux mois de ce régime, elle était transformée, elle avait repris son embonpoint et sa santé d'autrefois.

Dans certains cas le traitement moral suffit, l'isolement est inutile, et les déterminations de la malade, changent pour les motifs les plus futiles. En voici un exemple pris dans la pratique de M. Huchard : Il donnait des soins depuis longtemps déjà à la mère d'une jeune fille hystérique. Cette dernière était atteinte d'anorexie dont l'origine gastrique ne paraissait faire aucun doute pour son entourage. Le médecin soupçonnant l'élément mental avait conseillé aux parents d'affecter la plus complète indifférence, de ne prêter aucune attention à la quantité ou à la qualité des aliments ingérés par la malade; ce moyen avait déjà réussi au delà de toute espérance, quand la malade apprit par certaine indiscrétion que son médecin avait qualifié sa maladie d'hystérie. Elle s'irrite en secret de cette qualification et, comme l'hystérique a l'*esprit de contradiction* poussé à l'extrême, dès ce jour elle prend le parti de manger, alors que tous les moyens, les supplications comme les menaces et les moyens thérapeutiques avaient échoué pendant des mois. M. Huchard avait guéri la malade sans le savoir ni le vouloir.....

Ces faits d'hystérie viscérale ont leur analogue dans le domaine de l'hystérie périphérique. De même qu'il existe des anorexies mentales, de même il existe de fausses paraplégies avec réaction électro-musculaire normale, sans troubles de la sensibilité, sans augmentation ou diminution des réflexes, avec conservation de la sensibilité électro-musculaire. Le siège vrai du mal est dans l'encéphale.

M. Huchard donne ses soins à une malade neurasthénique qui, de temps en temps reste pendant des semaines sans vouloir marcher, et qui le fait aussitôt que la parole rassurante et impérieuse du médecin lui démontre qu'elle n'est pas paralysée. A l'aide de cette assurance morale, elle marche normalement pendant pluseurs mois pour retomber ensuite et voilà sept ans que ces pseudo-paraplégies (*paraplégies mentales* d'après M. Huchard) reviennent de temps en temps.

Ces cas ne sont pas très rares, et nous nous contenterons de renvoyer aux faits de paraplégies et de *contractures par appréhension* relatés par M. Dally et M. Féréol (1).

Bien que, par leur nature, les faits dont nous parlons échappent à la description méthodique de l'observation médicale, nous publierons néanmoins les deux observations suivantes, qui reproduisent une partie des phénomènes que nous avons signalés. Elles sont intéressantes par plus d'un point.

La première a eté recueillie dans le service du professeur Charcot, la seconde a été récemment communiquée par Dowse à la Société clinique de Londres.

OBSERVATION I.

La nommée Hortense A... entre à la Salpêtrière le 24 décembre 1881. Elle est âgée de 15 ans. Sa sœur, qui en a 19, est bien portante. Sa tante est atteinte de sclérodermie et pour ce, est hospitalisée à la Salpêtrière.

La malade n'accuse aucune affection antérieure. Vers l'âge de 12 ans elle a grandi très vite. Son appétit n'a jamais eté tres développé malgré sa rapide croissance. Le caractere n'a jamais

(1) Dally, Féréol. Gaz. hebd., 1874. Soc. thér., 28 décembre 1881.

présenté de bizarreries notables. Il y a trois ans elle était atteinte fréquemment de spasmes musculaires qui la secouaient.

Pendant sa croissance, elle paraît avoir souffert de douleurs épiphysaires. A cette époque elle ne maigrissait pas encore. Il y a huit mois que sont apparues les premieres menstrues qui ne se sont reproduites jusqu'ici que deux fois seulement, en juin puis en juillet. Les dernieres regles ont été peu abondantes, et c'est à cette époque que semble remonter le début de la maladie. Alors, elle a commencé à maigrir brusquement bien qu'elle n'eût jamais toussé ni craché de sang. Elle refusait formellement de manger. Aujourd'hui elle mange extrêmement peu, dit qu'elle n'a pas faim, et qu'elle craint surtout que les aliments ne soient pas digérés. Il n'y a pas eu de vomissements.

En 24 heures, elle ne prend qu'un demi-litre de liquide, tant en bouillon qu'en lait. La langue est large, un peu blanche, les levres sont gercées.

Le corps et la figure sont très amaigris et cet amaigrissement donne un caractere particulier a son sourire ; alors sa figure se ride transversalement dans la direction des commissures labiales. La peau est sèche et rugueuse, les mains sont froides et violacées.

12 décembre 1882. Température matinale, 36°. Pouls, 64 pulsations tres faibles.

Depuis quelque temps son caractère s'est modifié ; de gaie qu'elle était, elle est devenue triste.

La constipation est très marquée ; une garde-robe tous les huit ou dix jours.

On obtient de la mere qu'elle laisse temporairement sa fille dans le service. Une fois admise, l'enfant a un peu pleuré, mais sans toutefois manifester autant d'emotion qu'on l'aurait pu craindre.

Il y a un mois, la malade mangeait encore un peu de viande et du potage, mais depuis un mois elle ne prend plus que des aliments liquides, lait et bouillon.

Elle éprouve de temps en temps des nausées non suivies de vomissements et accuse une pesanteur dans la région epigastrique, ne sensation de gêne qui augmente quand elle a mangé. Il n'y a jamais de renvois de gaz. Si elle ne mange pas, dit-elle, c'est qu'elle n'a pas faim.

Le 26 décembre, le poids du corps, dépouillé de ses vêtements, est de 30 kilog.

Le jour même de son entrée, Hortense A... est un peu triste, mais le soir elle cause avec ses compagnes et accepte deux biscuits qu'elle mange avec plaisir,

Le lendemain à 5 heures du matin, elle a vomi un peu de mucosités claires, analogues à de l'eau et prétend que depuis cet incident la sensation de la faim lui est revenue. Elle a en effet mangé, ce matin, deux petits pains dans du lait avec un peu de chocolat.

Les mains sont toujours violettes. Pouls, 80 ; très faible.

Progressivement l'appetit augmente et la malade mange maintenant assez volontiers de la viande et boit un peu de vin. Son aspect s'améliore a vue d'œil.

Le 2 janvier 1882, le poids du corps, sans vêtements, est de 36 kilog.

Le 12 il est de 37 kilog (vêtements déduits).

La malade s'est remise a manger et se trouve assez améliorée pour rentrer dans sa famille.

21 octobre 1881. La malade revient à la consultation avec sa mere. Depuis sa sortie la guérison ne s'est pas démentie. Elle se porte tres bien et mange comme tout le monde.

Le poids du corps est maintenant de 55 kilog. Il n'y a rien de particulier a noter si ce n'est qu'elle a des regles qui durent longtemps, de 7 à 8 jours, et qu'elles sont accompagnées de quelques coliques. Le sang est bien coloré. La grande amélioration date surtout de 2 mois.

Il s'agit ici d'un cas d'anorexie de moyenne intensité. Chez une fille prédisposée aux maladies nerveuses, et qui souffre après les repas, l'appétit s'éteint graduellement. Elle craint de manger de peur d'indigestion. Eloignée de son milieu, loin des sollicitations de sa mère qui ne se résout que difficilement à s'en séparer, entourée d'hystériques nécessairement egoistes, tarées sur les manifestations de la grande névrose, l'amélioration s'établit dès le premier jour et se continue sans interruption.

En 7 jours, du 25 décembre, jour de l'entrée, au 2 janvier 1882, son poids augmente de 6 kilogrammes. Un autre point mérite d'être signalé dans cette observation : c'est l'émission par le vomissement d'une quantité de mucosités claires, émission à la suite de laquelle l'appétit reparaît définitivement. Quelle importance doit-on attacher à ce phénomène, et quelle part doit-on attribuer à la blancheur de la langue, aux nausées ordinairement éprouvées, à la constipation, à la pesanteur épigastrique, dans la production du présent cas d'anorexie ?

Faut-il, fermant les yeux sur le désordre des organes digestifs, invoquer exclusivement l'élément cérébral, ou faut-il, suivant Quain, attribuer l'anorexie au trouble primitif de la muqueuse viscérale, trouble constitué, suivant cet auteur, par une congestion chronique de la muqueuse, dont le vomissement glaireux constituerait l'épiphénomène critique ? Quain cite en effet, à l'appui de son opinion, un cas d'anorexie prolongée avec émaciation extrême, qui aurait subitement guéri après l'expulsion d'abondantes mucosités fluides par les vomissements et la diarrhée. La guerison a daté de cette époque. De son côté, Weir Mitchell rapporte l'histoire d'une hystérique qui, après avoir présenté de longues périodes d'anorexie pendant plusieurs années avec des intervalles de légère amélioration, fut prise de quintes de toux continuelles d'une violence insupportable. Emaciée au dernier degré avec fièvre vespérale, elle fut prise un four, pendant une traversée, d'une quinte plus forte que les autres et qui amena l'expulsion d'une étonnante quantité de mucus glaireux. Aussitôt la toux cessa et ne reparut plus ; les symptômes d'inanition s'amendèrent pour récidiver plus tard (1).

(1) Loco citato.

Evidemment la théorie de la congestion des muqueuses est des plus hypothétiques. Gull et la plupart des auteurs la rejettent complètement. Mais, obligé de tenir compte des faits même les plus paradoxaux, il est au moins philosophique d'admettre, entre les anorexies d'origine franchement mentale et les anorexies exclusivement organiques, l'existence de cas mixtes où l'élément cérébral et l'élément organique se prêtent un mutuel concours. Pour s'abstenir, l'anorexique a quelque bonne raison, mais qu'exalte au delà des limites du raisonnable une volition maladive.

Dans ce groupe mixte, le cas d'Hortense A..., et beaucoup d'autres, pourraient alors, croyons-nous, trouver leur juste place.

L'observation suivante met bien mieux en lumière le rôle exclusif de la perversion de la volonté.

OBSERVATION II.

Cas d'anorexie mentale communiqué le 21 mai 1881 à la Société clinique de Londres, par le Dr Dowse.

Aj... est âgée de 14 ans, elle est admise à l'hôpital le 5 juillet 1880, sous le diagnostic d'epilepsie accompagnée de paralysie.

Ses antécédents héréditaires sont bons. Ses parents sont forts et bien portants, ainsi que ses freres et sœurs.

Sa famille l'avait toujours considérée comme une enfant délicate et pendant sa première enfance on lui avait donné de l'huile de foie de morue contre la faiblesse de sa constitution. Dans les premiers jours de l'été dernier, elle avait commencé à baisser visiblement, prétendant qu'elle ne pouvait avaler aucun aliment. Elle montrait une disposition marquée à l'obstination.

La moindre opposition a ses desirs était une cause de pleurs qui n'avaient aucune raison d'être. En qualité d'enfant délicate, on 'avait toujours traitée avec plus d'indulgence que les autres eu fants, et, pendant ses accès de mélancolie, elle n'adressait jamais la parole à sa mère si ce n'est sur le ton de la dernière violence. Elle alla de mal en pis, et, au mois de février de l'année dernière, elle resta 13 jours sans vouloir rien prendre que de l'eau en petite quantité, du moins à la connaissance de son entourage.

Elle devint si faible que ses parents passaient les jours et les nuits à son chevet, et une nuit on crut qu'elle allait mourir.

Elle n'adressait la parole à qui que ce fût ni ne se mêlait jamais à la conversation, et quelquefois il était même très difficile d'en tirer une réponse.

La répulsion pour n'importe quel aliment était des plus marquées.

Le jour de son entrée à l'hôpital, elle ne pouvait se tenir debout sans soutien.

Les yeux étaient enfoncés, les pommettes proéminentes et les commissures des lèvres tombaient. Elle réalisait l'idéal de la misère. A peine sa voix était-elle perceptible. Son caractère était taciturne, honteux et réservé. Il y avait un singulier état morbide d'inactivité fonctionnelle, les mouvements étaient lents et l'esprit restait inactif. La respiration faisait peine à voir. La langue était parfaitement claire, la constipation opiniâtre et les évacuations pâles, *couleur de terre glaise*. La température ne dépassait jamais 98° Farh (37° centigr.) et était souvent au-dessous.

Les extrémités étaient froides et cyanosées. Les sens étaient normaux. La pupille se montrait paresseuse. Le pouls était à 120 et la respiration à 20.

Il n'y avait pas d'anesthésie marquée de la gorge, ni boule ou autre symptôme hystérique.

A son admission, on eut les plus grandes peines à lui faire avaler quelque nourriture ; mais on n'eut pas besoin d'employer l'alimentation forcée. Après deux mois de séjour à l'hôpital, le changement qui s'était produit en elle était des plus frappants et des plus caractéristiques.

Le poids du corps s'était considérablement accru, son caractère, autrefois taciturne et réservé, était devenu charmant et agréable pour tout son entourage, elle s'alimentait enfin sans réserve ni hésitation.

La guérison fut obtenue par l'administration fréquente du lait. On la forçait à prendre en 24 heures 3 œufs, 1 pinte de thé de bœuf, 3 pintes de lait et 3 onces de rhum.

A ce traitement moral, on pourra adjoindre l'alimentation fractionnée. Eds cite un cas d'anorexie mentale survenue à la suite d'une grande douleur morale et qui guérit au moyen de l'alimentation artificielle par des bols nutritifs. L'application de la chaleur à l'extérieur du corps sera indiquée lorsque l'inanition datera de longtemps et que la malade sera très faible ; Chossat ayant démontré dans ses expériences sur l'inanition que les animaux très affaiblis ne pouvaient digérer la nourriture qu'à l'aide de l'application externe de la chaleur. L'un des moyens d'application de la chaleur consisterait, d'après Gull, dans l'emploi du tube de Newington. C'est un tube de caoutchouc d'un diamètre de deux doigts et demi, d'une longueur de quatre pieds, rempli d'eau chaude et qu'on applique sur la colonne vertébrale.

Le même auteur, tout en reconnaissant l'inefficacité du traitement pharmaceutique, se loue toutefois de l'emploi des toniques et des altérants. Ces moyens, qui sont d'ailleurs rationnels, seront évidemment indiqués dans ces cas mixtes où des symptômes d'embarras gastrique favorisent l'anorexie mentale.

Enfin on pourra se voir obligé de recourir à l'alimentation forcée et aux lavements nutritifs qu'on ne devra pas hésiter à employer dans les cas extrêmes, cas rares heureusement.

Diagnostic. — Nous avons déjà attiré l'attention sur certaines erreurs de diagnostic auxquelles ces phénomènes pourraient donner lieu.

William prétend avoir été plusieurs fois appelé près d'anorexiques qu'on lui aurait présentees comme des phthisiques avancées.

L'attention suffira pour éviter l'erreur, car ces malades

ne présentent aucun des signes physiques de la phthisie, à moins qu'il y ait coïncidence, ce qui n'est pas impossible.

Délicate sera souvent la distinction de certaines anorexies hystériques avec ces cas d'aliénation dans lesquels le dégoût et le refus d'alimentation seront les symptômes dominants. On peut même se demander avec Thompson si dans bien des cas il y a lieu d'établir un diagnostic différentiel. La chose ne fait pas de doute lorsqu'il y aura d'autres signes d'aliénation ou d'hystérie. Les considérations étiologiques, l'examen des antécédents, la recherche « per fas et nefas » des stigmates.de l'hystérie, l'allure générale de la malade, l'isolement du parti pris d'abstinence au milieu d'un fonctionnement cérébral parfaitement régulier parailleurs, permettront alors de faire ce diagnostic quelquefois épineux.

Enfin le médecin devra se mettre en garde contre l'esprit de simulation qui pourrait pousser l'hystérique à feindre l'anorexie en présence de sa famille, tout en s'alimentant en secret, soit dans le but de s'attirer l'attention et la sympathie de son entourage, soit dans le but plus futile encore de faire croire qu'elle peut vivre sans manger.

Il suffira de se rappeler quelle singulière volonté, quels bizarres subterfuges l'hystérique met souvent au service de la réalisation des projets les plus vains (1).

D'ailleurs, l'erreur serait ici moins grave, puisque l'apparition de l'inanition serait très reculée du fait de la fraude, ct nous n'en parlons que pour éviter au médecin une de ces déconvenues que les hystériques se plaisent si particulièrement à lui infliger.

(1) Voyez le cas d'Anna Moore, de Sarrah Jacob, etc., in The fasting girls. Hammond, 1880, New-York.

CHAPITRE II.

____

Vomissements.

De tous les accidents de l'hystérie viscérale, le vomissement est incontestablement le plus fréquent. Pour en expliquer les nombreuses variétés, il suffit de se reporter aux
fonctions complexes du tube digestif. C'est en effet à la fois
un appareil sécréteur, richement doté de glandes et de
vaisseaux, un appareil vecteur du bol alimentaire et du
chyme; aussi du haut en bas sa structure est-elle musculeuse;
un appareil éminemment sensible, siège principal de ces
douleurs spéciales aux organes innervés par les nerfs splanchniques dites « douleurs cavitaires. »

Enfin, il est étroitement solidaire des autres organes et
ses troubles fonctionnels, si légers qu'ils soient, retentissent
fortement sur les autres parties de l'organisme qui s'associent à ses révoltes.

La première division qui s'impose est relative à la nature
des vomissements qui constituent des faits pathologiques
différents. C'est ainsi que nous considérerons: les vomissements simples, les vomissements stercoraux, les vomissements de sang.

a. Vomissements simples. — En parlant de l'anorexie gastrique, nous avons fait entrevoir qu'elle n'était qu'un symptôme d'une cause générale constituée par un arrêt, une suspension plus ou moins complète de la vie végétative, que cette anorexie était souvent associée à une variété de vomissements ressortissant à la même cause, et d'autant plus constants, que les fonctions rénales participaient davantage à l'aberration du mouvement de nutrition et de désassimilation organique.

Ces vomissements, appelés *vomissements urémiques* parce que les matières rendues contiennent souvent de l'urée et s'accompagnent d'oligurie ou d'anurie, seraient mieux nom· més, d'après M. Huchard *« vomissements supplémentaires de l'excrétion rénale »* ; ou encore, comme ces mêmes vomissements se rattachent d'une façon très intime à l'inhibition des fonctions de désassimilation, ils pourraient être justement qualifiés de *vomissements par inhibition vitale.* La perversion sécrétoire ayant pour corollaire la perversion du mouvement nutritif.

b. Une seconde source très importante de vomissements est constituée par les troubles fonctionnels de la tunique musculeuse du tube digesttf. De même que dans l'hystérie périphérique, les muscles peuvent être atteints de contractures, de spasmes ou de parésie, de même dans le tube diges· tif l'hystérie suscite des contractures, des spasmes, des mouvements anti péristaltiques, des parésies dont le vomissement est la conséquence immédiate (*vomissements spasmodiques*).

Le spasme affecte-t-il un point quelconque de l'œsophage, selon le degré et la permanence de la stricture, un rétrécissement œsophagien (stenosis spastica fixa) est produit, ou bien les accidents se bornent à ceux du simple œsophagisme transitoire et mobile (stenosis spastica migrans d'Hamburger).

Atteint-il la tunique musculeuse de l'estomac, on est en présence de vomissements spasmodiques plus tardifs ou plutôt moins précoces que ceux de l'œsophagisme.

Le sphincter du pylore est-il contracturé, il y aura encore vomissements, mais vomissements tardifs, avec ou sans dilatation stomacale. C'est ce que MM. Luton et Huchard nomment *pylorisme* par analogie avec l'œsophagisme.

c. Au contraire ces tuniques sont-elles paralysées, le chyme, immobile dans le ventricule distendu, s'accumule jusqu'à ce que des réflexes en déterminent l'expulsion par l'acte mécanique du vomissement. (*Vomissements atoniques.*)

d. Dans un autre ordre de faits, les vomissements sont liés à un etat hyperesthésique des muqueuses des voies supérieures. (*Vomissements par hyperesthésie œsophagienne et gastrique.*)

e. D'autres, sont attribuables à une irritation fonctionnelle plus ou moins douloureuse des branches du pneumogastrique. Ces vomissements ont été dénommés par M. Huchard « *vomissements par pneumogastralgie ou névralgie du pneumogastrique.* »

f. Les troubles vaso-moteurs ou sécrétoires dont les téguments externes sont souvent le siège dans l'hystérie, ont aussi leur analogue sur la surface des téguments internes. La sécrétion des glandes à pepsine et à mucus peut être modifiée en quantité et en qualité, donnant lieu à de véritables gastrorrhées, avec vomissements abondants, à des dyspepsies putrides accusées par l'état saburral, les renvois nidoreux, les régurgitations désagréables, le mauvais goût de la bouche, et l'altération de l'haleine. (*Vomissements par trouble sécrétoire*).

g. Enfin, les conditions mentales, les troubles nerveux essentiels qui peuvent produire l'anorexie mentale interviennent aussi pour créer de toutes pièces des *vomissements nerveux*, dans la genèse desquels l'analyse permet de démasquer l'influence d'une volonté pervertie.

I. — Vomissements par inhibition vitale et supplémentaires de l'excrétion rénale.

« C'est d'un état de l'organisme entier, dit Fabre, que dépend d'ordinaire le vomissement hystérique, qui est non pas un phénomène accidentel et isolé, mais en quelque sorte un acte instinctif dû à ce que l'organisme n'a pas besoin de nourriture, parce qu'en lui la vie végétative est ralentie ou suspendue, ainsi qu'en témoignent les phénomènes concomitants aux vomissements, anorexie, oligurie, anurie, conservation de l'embonpoint. »

Cette suspension de la vie végétative s'accuse : 1° par les modifications de la respiration, de la calorification, des excrétions et de l'assimilation.

M. Empereur (1), dans sa thèse inaugurale, a cherché à étudier dans quelle mesure s'abaissait le mouvement vital. Après une série d'observations exactes, et d'opérations assez nombreuses, l'auteur est arrivé aux conclusions suivantes.

1° Les hystériques expirent moins de gaz qu'à l'état normal.

2° Tous les gaz qui entrent dans la composition de l'air expiré ont baissé leur proportion.

(1) Empereur. Thèse de Paris, 1876.

3° Au lieu de 12,960 litres d'air, ou bien de 7,776 litres, (selon qu'on prend 500 cc. ou seulement 300 cc. d'air courant par mouvement respiratoire), les hystériques en consomment bien moins. Dans un cas, le chiffre s'est abaissé à seulement 2,880 litres.

4° La vapeur d'eau produite par la respiration en vingt-quatre heures qui est 557 gr. normalement est descendue jusqu'à 480 — 279 — 233 et 49 grammes chez les sujets en expérience, tous adultes.

L'acide carbonique n'est plus rendu dans la proportion de 4 à 6 0/0 de l'air expiré, c'est à-dire dans la proportion de 444 litres ou bien, évaluée en grammes, de 888 gr. (le litre d'acide carbonique pesant 1,896 ou 2 grammes en chiffre rond), en vingt-quatre heures, ou bien seulement dans la proportion de 336 litres par jour (en prenant pour moyenne d'air courant, 300 cc. par respiration), mais il descend à la proportion de 2,45 pour 100, de 2, de 1, de 0 09, de 0,08, de 0.07 même pour 100. C'est-à-dire que, dans ses expériences, Empereur a obtenu les quantités suivantes d'acide carbonique exhalé en vingt-quatre heures ; à savoir : 71 li-litres — 56 lit. 45 — 36 — 28 — 25 et jusqu'à seulement 22 litres par jour. L'acide carbonique exhalé peut donc descendre jusqu'à la vingtième partie de son volume normal.

5° Les hystériques absorbent en général beaucoup plus d'oxygène qu'elles ne rendent d'acide carbonique, néanmoins elles en absorbent moins qu'à l'état normal : au lieu d'en prendre 4,90 pour 100 à l'air inspiré, elles n'en empruntent que 3, 2, 1 et même 0,5 pour 100. Quelquefois même au lieu d'en absorber, *elles en dégagent*. Elles en dégagent, parce qu'évidemment il n'y a pas eu combustion.

Comme on voit, elles empruntent quant à l'oxygène relativement plus au milieu ambiant que nous ne le faisons normalement, mais dans le sens absolu, elles en consomment infiniment moins.

6° L'oxygène qu'elles emmagasinent ne reparaît pas dans l'acide carbonique exhalé et semble être employé à remplacer l'azote qui se dégage.

7° L'azote est tantôt absorbé, tantôt exhalé, quand il est exhalé, il l'est relativement plus par rapport à l'oxygène et à l'acide carbonique que normalement; mais il est compensé dans l'emmagasinement organique par l'oxygène qui reste même en excès, celui-ci ayant une densité supérieure à celle de l'azote. »

Voilà pour la respiration. Il en est de même pour la calorification; celle-ci résultant des combustions interstitielles organiques lesquelles sont extrêmement réduites, la température générale du corps diminue notablement.

Il est très fréquent de la voir osciller entre 36,5 et 37° et quelques dixièmes; aussi n'est-il pas rare de voir les hystériques se plaindre d'une sensation de froid local aux extrémités ou dans d'autres parties du corps : on sait que dans certains cas d'hystérie suspensive, les malades peuvent être envahies par un froid glacial qui leur donne toutes les apparences de la mort pendant ces accès de léthargie profonde, qui sont la plus haute expression de l'inhibition vitale, avec anéantissement apparent de la vie végétative et de la vie de relation.

En 1857, dans le service de Beau, à l'hôpital Cochin, M. Fabre vit une hystérique qui dormit quatorze jours; la malade restait immobile et ordinairement insensible, c'est à peine si de loin en loin on pouvait la tirer de son engourdissement pour lui faire prendre un tout petit peu de nourriture; elle n'urinait pas, èlle n'allait pas du corps, elle ne maigrissait point, conservait sa bonne mine, la respiration était douce et naturelle, le pouls faible et lent, mais assez nettement perçu; la vie de relation était en grande partie suspendue, la vie de nutrition était ralentie.

Alors que j'avais l'honneur d'être externe de M. Siredey à Lariboisière, j'ai pu observer une jeune fille hystérique qui, ayant pris froid à la douche, contracta une pneumonie. En même temps que cette inflammation se déclarait, elle tomba dans un état léthargique d'où les plus vives incitations étaient impuissantes à la tirer; il n'était possible de lui administrer aucun médicament, les mouvements respiratoires étaient lents ; l'autre poumon s'engoua, et huit jours après le début de sa pneumonie, elle passait sans secousse du sommeil de l'hystérie au sommeil de la mort.

Mais cet état peut être observé plus complet et plus long. Plus complet, c'est par lui que l'hystérie allonge plus que toutes les autres affections réunies, la liste des morts apparentes et de ces lugubres histoires d'inhumations prématurées.

C'est une de ces tristes méprises sur lesquelles on ne saurait trop insister, qui empoisonna les derniers jours de Vésale. « Ce grand anatomiste, dit A. Paré, étant en Espagne, fut mandé pour ouvrir une femme de maison que l'on estimait morte d'une suffocation de matrice; au deuxième coup de rasoir qu'il lui donna commença ladite femme à se mouvoir. Ce bon seigneur, faisant cette œuvre, fut en perplexité et ayant été exilé en mourut de déplaisir ».

Le *Journal des savants* a rapporté en 1745 une anecdote analogue.

« La femme du colonel anglais Russel étant morte, son

mari demanda un sursis pour l'enterrer ; quand au bout de quarante-huit heures on se présenta pour enlever le cadavre le colonel entra en fureur et menaça de tuer quiconque porterait la main sur la morte ; il la garda ainsi huit jours sans que le corps présentât la moindre décomposition, ni ne donnât le moindre signe de vie. Enfin le huitième jour, tout ayant été préparé pour les funérailles, comme la cloche tintait le glas funèbre, milady se réveilla en disant à son mari : « La cloche sonne, il est temps de partir pour l'église. »

Pfendler a consigné dans sa thèse de 1833 un fait dont il avait été le témoin.

C'était à la suite d'une longue maladie nerveuse dans laquelle il n'était pas difficile de reconnaître l'hystérie, bien qu'on ait cru à une affection de la moelle. Sous les yeux même de Pfendler, la malade tomba comme frappée de mort: l'ammoniaque, les piqûres, le galvanisme même, rien ne put la ranimer, Franck la déclara morte et, après vingt-huit heures, l'imagination aidant, on crut sentir un commencement de putréfaction. Les préparatifs sont faits pour l'enterrement, les amis l'ont habillée de blanc et couverte de fleurs. Au moment où Pfendler s'approche pour constater la réalité de la putréfaction, il croit voir un léger mouvement de respiration ; il frictionne et stimule pendant une heure et demie ; alors la respiration augmente, la chaleur revient, la malade ouvre les yeux et dit en souriant : « Je suis trop jeune pour mourir. »

Le même auteur rapporte dans le Bulletin de la Société de médecine de 1816 le cas d'une hystérique qui resta six mois en léthargie, ne buvant que de l'eau pendant ses réveils incomplets. Chacun sait qu'à l'inverse de Charles-Quint d'Espagne, qui mourut d'avoir voulu assister vivant à ses funérailles, l'illustre Winslow vécut fort bien après avoir, pour sa seule part, été trois fois à son insu inhumé vivant.

Peut-être lira-t-on avec intérêt l'observation résumée que Berdinel a rapportée d'une jeune hystérique soignée dans le service de M. Després, à l'hôpital Cochin.

OBSERVATION III.

L'attaque de léthargie a d'abord été annoncée par des modifications du caractère, puis par des symptômes gastriques accompagnés d'anurie. Le 14 novembre 1873, la malade est prise d'une somnolence assez profonde qui dure jusqu'au 17 du même mois. A partir de ce moment, la malade souffre de dysménorrhée, d'anurie, de vomissements, d'anorexie complète.

Dès les premiers jours de janvier 1874, la somnolence reparaît tantôt profonde, tantôt peu marquée, coupée par de rares intervalles de reveil pendant lesquels la malade refuse ou rend tous ses aliments excepté le café qui est toléré, de telle sorte que de janvier 1873 à janvier 1874, la malade se nourrit de quelques tasses de café noir. Le 2 mars 1875, la malade vomit toute la matinée. A midi, après un peu de somnolence, elle devient cataleptique, et cet état dure jusqu'au 3. Aucune nourriture. Du 3 au 5, la malade se réveille pour vomir continuellement. Le 7 mars 1875, elle n'était pas encore allée à la selle depuis le 17 novembre de l'année précédente.

Le 6 mars au matin, sommeil léthargique d'abord peu profond et régurgitation billeuse sans que la malade fasse un mouvement ni ne paraisse se réveiller un instant. Elle ne boit ni ne mange pendant ces trois jours. Le 9, la catalepsie devient complete avec raideur cadavérique, abolition de tout mouvement volontaire et réflexe, abolition de toute sensibilité.

Vers le soir, la malade se réveille et présente ces périodes d'extase et de délire qu'on observe dans les intervalles de réveil. Le matin du 10 elle se rendort jusqu'au 12 mars ; elle est en catalepsie et le thermomètre indique 38°,7 en moyenne. A partir de cette date, elle éprouve successivement des périodes de sommeil et de delire. Pendant le sommeil la malade est dans un état de catalepsie complet avec raideur tétanique des muscles. Pendant ses crises, elle se réveille, pleure, se plaint d'une vive sensation de brûlure, bientôt elle se calme à mesure qu'elle reprend possession d'elle-même, et le 23 mars 1875 elle sort guérie de cette crise qui dure depuis les premiers jours de novembre 1873.

Les troubles de la désassimilation sont des plus intéressants. Ils s'accusent non seulement par l'analyse des produits de la respiration, mais aussi par la réduction des matériaux excrémentitiels. La peau est sèche, la constipation fréquente, la bouche pâteuse. L'analyse de la sécrétion hépatique n'a point été faite jusqu'ici, que nous sachions ; on ne peut donc préciser à quel taux descendent la cholestérine, les sels et acides biliaires, mais nous savons que cette sécrétion peut être très réduite. Dans l'observation d'anorexie hystérique communiquée par Dowse, on remarquera que les selles étaient couleur de terre glaise, nous trouverons cette particularité dans une autre ; et il est probable qu'on la signalerait plus souvent à un degré plus ou moins prononcé, si l'attention avait été davantage attirée sur ce point. Mais la production et l'élimination de l'urée, aboutissant de l'oxydation des éléments albuminoïdes, a été beaucoup mieux étudiée.

C'est M. Charcot en France et Laycock en Angleterre qui ont les premiers étudié l'anurie des hystériques et qui ont tenté de montrer l'influence de l'anurie hystérique sur les vomissements. Ayant remarqué que certaines de ses hystériques qui vomissaient urinaient peu ou pas, ou bien ne rendaient qu'une urine pâle, peu chargée des matériaux excrémentitiels ordinaires, M. Charcot fit rechercher l'urée dans la matière des vomissements, et l'y ayant trouvée dans des proportions variables, s'appuyant d'autre part sur les conclusions de Claude Bernard qui pense que les phénomenes de l'urémie ne se déclarent que lorsque l'animal dont il a lié les uretères vient à languir et cesse d'éliminer par la muqueuse stomacale et intestinale l'urée en excès dans le sang (excès qui s'élève à dix fois sa quantité normale, évaluée à 0,036 par litre de sang), M. le professeur Charcot émit l'opinion que les vomissements des hystériques anuriques étaient dus à l'urémie, et que l'absence des autres phénomènes urémiques (céphalalgie, convulsions, délire, douleurs articulaires. dyspnée, coma, etc.) n'était due qu'à l'élimination de l'urée par l'estomac, balançant, à titre d'excrétion supplémentaire, la rétention de l'urée consécutive au trouble fonctionnel des reins. L'hystérique se rapprocherait ainsi des brightiques et de tous les malades urémiques. M. Fernet confirma ces recherches en constatant, chez les hystériques anuriques, la présence de l'urée non seulemennt dans les vomissements, mais encore dans certaines sécrétions telle que la salive.

M. Bouchard, reprenant la question, montra que la présence de l'urée dans les vomissements n'était pas particulière aux hystériques. MM. Fabre et Huchard partagent cet avis.

Hepp (de Strasbourg), Bouchard ont trouvé de l'urée dans des cas tout à fait exempts d'urémie et d'hystérie. Empereur a trouvé aussi 0,25 d'urée par litre dans les vomissements liquides qu'un tuberculeux avait rendus quelques heures après son repas, en dehors de tout accident urémique ; 0 gr. 12 par litre dans des vomissements alimentaires chez un dyspeptique ; 0 gr. 51 par litre dans des vomissements bilieux ; 0 gr. 40 par litre dans des vomissements d'ulcère gastrique ; 0 gr. 37 par litre dans des vomissements rendus par une malade atteinte de lithiase biliaire, et un autre jour dans des vomissements de la même malade, encore, 1,26 d'urée par litre.

L'urée est contenue aussi dans les déjections, comme le

montrent les analyses de Hepp et d'Empereur, qui trouva 0 gr. 90 d'urée par litre dans les déjections d'un jeune homme atteint de rougeole.

On n'est donc pas autorisé à attribuer ces phénomènes à l'urémie, vu l'absence des autres signes de l'urémie et le résultat négatif des recherches de Gréhant, qui a montré qu'il n'y avait pas dans ces cas surcharge d'urée dans le sang. Il est vrai que M. Cuffer (1), récemment, s'est attaché à montrer que les accidents n'étaient point dus à l'urée, mais aux altérations du sang par le carbonate d'ammoniaque et la créatine, substances toxiques détruisant une partie des globules rouges et paralysant les autres. Mais comme il n'y a pas d'accumulation de carbonate alcalin, et moins encore de paralysie des globules rouges pour l'oxygène, puisque l'hystérique en retient relativement plus que normalement, le remplaçant par l'azote dans les gaz de l'expiration, il paraît peu probable que les vomissements anuriques soient dus à l'urémie. En retour, il existe un remarquable balancement entre la rareté des urines rendues et la quantité des vomissements qui surviennent chez les hystériques. Ce qui est non moins remarquable, c'est la très petite quantité d'urée produite en vingt-quatre heures. Certains hystériques en produisent à peine 2 grammes au lieu de 19, taux normal chez la femme adulte. Il en est de même pour les chlorures, qui descendent à un gramme au lieu de 10 (Bouchard), de même encore pour les phosphates et acide phosphorique (0,20, au lieu de 3 grammes, chiffre normal (Empereur).

Or la production d'urée, aboutissant des combustions or-

____

(1) Cuffer. Recherches sur les altérations du sang. Paris, 1878.

ganiques et du dédoublement des matières azotées, est le véritable index de l'intensité de la vie végétative et de la nutrition.

Si la désassimilation est ralentie, il en est de même de l'assimilation, en sorte que l'on pourrait dire jusqu'à un certain point qu'une hystérique peut vivre presque sans manger, comme elle peut respirer sans gêne dans un air confiné. C'est grâce à ces propriétés, développées par l'entraînement, qu'ont pu prendre naissance et s'accréditer ces histoires des jeûneurs et des jeûneuses qui ont défrayé la crédulité, et le besoin du merveilleux des hommes du moyen âge, et dont les manœuvres des fakirs de l'Inde nous conservent encore l'aimable tradition. Nous nous contenterons de rappeler ces faits sans les citer, mais nous ferons remarquer la grande anologie qui rapproche ces hystériques des cérébraux. William rapporte le cas d'un homme qui vécut soixante jours sans rien prendre que le jus d'une petite orange. Desbarreaux relate l'histoire d'une femme qui, en soixante et un jours, se contenta d'une seule tasse de bouillon. Desportes a observé une femme qui en deux mois ne but qu'un peu d'eau. Les aliénistes sont tous les jours témoins de ces faits d'anorexie et d'abstinence persistantes soutenues avec une immunité vraiment étonnante. L'analogie rapproche encore ces deux genres de malades sur la question de l'idiosyncrasie médicamenteuse. Certaines hystériques présentent, comme les aliénés, une véritable « ataxie thérapeutique ». (Bernutz, Huchard.)

Sur eux, souvent les médicaments les plus actifs s'émoussent. On sait que M. Voisin donne communément à ses malades agités ou névralgiques, par la voie hypodermique, et après qrelques jours seulement d'accoutumance jusqu'à

0,40 et 0,50 centigr. de chlorhydrate de morphine, sans obtenir autre chose qu'un effet thérapeutique. On connaît aussi jusqu'à quelle énorme dose on peut administrer la strychnine (jusqu'à 0 gr.15 en injection sous-cutanée, Luton) l'opium et la digitale chez les malades atteints de délirium tremens. Un aliéniste distingué de la Salpêtrière maintient quelques-uns de ses malades sous la dose massive de 12 grammes de bromure alcalin par jour et ne se trouve obligé d'en restreindre l'emploi que par l'apparition des accidents cutanés.

Certaines hystériques présentent des phénomènes analogues : Briquet a vu une hystérique prendre jusqu'à 0gr.20 par jour d'acétate de morphine, sans en éprouver d'effet narcotique; quelques-unes, de 15 à 18 ans, ont pris 0 gr.20 de ce sel pendant plusieurs mois sans même arriver à dormir. Quand l'excitation est grande M. Huchard a pu prescrire jusqu'à 0gr.12 de morphine en injections sous-cutanées sans produire ni sédation réelle ni phénomènes toxiques. Gendrin s'était déjà appuyé sur cette immunité pour conseiller l'opium à haute dose dans l'hystérie. En commençant à 0 gr.50 d'opium, il avait remarqué que l'on pouvait souvent sans danger aller jusqu'à 60 et 75 centigrammes par jour sans produire d'effets toxiques.

Nous avons vu dans le service de M. Charcot des hystériques respirer impunément, pour prévenir leurs attaques, jusqu'à 2 et trois litres d'éther sans surseoir et quantité proportionnelle de nitrite d'amyle et de chloroforme. A côté de ces immunités fréquentes se placent aussi les phénomènes d'idiosyncrasies individuelles et de substitution d'effets thérapeutiques, dont nous parlions tout à l'heure; ils constituent des faits intéressants, mais d'un ordre différent et mériteraient de faire le sujet d'études méthodiques. Nous renvoyons sur ce point au livre déjà cité de M. Huchard (1). En somme ces faits d'innocuité des poisons sur certaines hystériques prouvent qu'ils ne sont que peu absorbés grâce à l'arrêt du mouvement d'assimilation; mais s'ils sont peu absorbés, ils sont aussi très lentement éliminés et circulent longtemps au contact des éléments anatomiques sans entrer en communication avec eux ni pour l'assimilation ni pour la désassimilation.

M. Huchard nous a dit avoir plusieurs fois constaté chez les hystériques le retard de l'élimination des médicaments et M. A. Fabre, de Marseille, a fait la même remarque. Ce dernier auteur a choisi l'iodure de potassium dont l'élimination par l'urine est d'ordinaire extrêmement rapide, et l'a administré deux fois de suite à une de ses hystériques anorexique et oligurique qui vomissait depuis longtemps, tout en conservant son embonpoint d'une façon remarquable. Or c'est seulement trente-six heures après l'ingestion de la première dose que les urines ont commencé à présenter la réaction jaunâtre de l'iodure de plomb. On sait que telle est la rapidité de l'élimination de l'iode que O'Shanguessy l'a retrouvé dans les urines d'un chien empoisonné par cette substance quatre minutes seulement après l'ingestion. Ainsi l'hystérique emprunte peu au milieu ambiant, c'est pourquoi les épidémies ont souvent peu de prise sur elle.

Dans ces conditions, il n'est pas étonnant que certaines hystériques ne mangent pas, vomissent et cependant conservent pendant longtemps le bon état primitif de leur santé

---

(1) Huchard et Axenfeld. Traité des névroses. Paris, 1883.

générale. D'une hystérique qui n'urine pas, mais vomit, on pourrait dire qu'elle urine par l'estomac ; les matières vomies sont liquides ; quand le vomissement est surtout alimentaire, solide, il serait plutôt . attribuable à la surcharge organique que représentent ces aliments introduits de force dans un organisme qui n'en veut pas, n'en sait que faire et les repousse. Il ressort de ce que nous avons dit que l'anorexie, les vomissements urineux et alimentaires, l'anurie et l'oligurie, l'abaissement des matériaux excrémentiels, les modifications des produits de la respiration, l'indemnité du bon état général, se rattachent à la suspension de la vie végétative et à l'aberration fonctionnelle de la sécrétion rénale.

L'anurie peut rester complète pendant huit à onze jours au plus, époque à laquelle il survient une sorte de *polyurie transitoire*, de crise, de décharge ou de débâcle urinaire, pendant laquelle la malade peut rendre en très peu de temps 3 à 4 litres d'urine avec des quantités plus ou moins considérables d'urée; puis les phénomènes d'anurie avec vomissement recommencent et peuvent durer ainsi des mois entiers avec des intermissions fréquentes.

Quant à la cause et au siège probable de l'anurie, on est à peu près d'accord pour les placer dans le bulbe, dont un trouble fonctionnel déterminerait un spasme des vaisseaux du rein.

Si la suspension de la vie végétative permet à la nutrition de conserver pendant longtemps son intégrité *relative* et même absolue, au point de donner lieu à une véritable *obésité hystérique* (Bouchard, Huchard), et qu'avec Fabre on pourrait dire sans paradoxe que « les hystériques qui mangent sont souvent plus maigres que celles qui ne mangent pas », néanmoins on peut voir survenir, non seulement des altérations quantitatives, mais encore qualitatives du sang, et l'état mixte de chloro-hystérie s'établir et même une véritable cachexie apparaître. Alors l'hémoglobine, de 120 gr., chiffre normal chez la femme adulte, descend d'abord à 104 gr., à 95 gr., chiffre légitime chez une névropathe anorectique, puis à 92, 90, 85 et, au bout de longtemps, il est vrai, s'abaissera jusqu'à 50, 48 et même 30 grammes. Le pouvoir absorbant décroît parallèlement, de 200 à 180 centimètres cubes : il tombe à 140 et même à 60 centimètres cubes. Les matériaux solides atteindront successivement les chiffres de 76, 74, 70, 65 grammes. En un mot, on assistera aux phénomènes somatiques de l'inanition.

De là, la nécessité d'agir. Les observations suivantes reproduisent une partie des faits relatés.

Voici d'abord des dosages d'urée faites sur l'urine de malades dont nous présenterons plus tard l'observation complète. Nous les devons à l'obligeance de M. Gillet, externe du service de M. Huchard, très compétent en pareille matière, et inventeur d'un uroscope très commode qui porte son nom.

Il s'agit d'abord d'une hystérique cataleptique affectée d'hémoptysies et d'hématémèses et dont nous reparlerons. Elle n'avait pas de vomissements alimentaires et montrait un appétit médiocre. On peut voir que si la quantité d'urée est presque constamment au-dessous de la moyenne physiologique (18 gr. par litre), soit dans sa quantité absolue, soit dans sa quantité relative, néanmoins il y a un certain balancement, et la richesse de l'urine en urée est souvent presque normale.

OBSERVATION IV,

Hystérie - catalepsie.

Alimentation, 2 degrés. Lait. Café.

	Urine par jours.			Urée par litre.	Urée par jour.
29	mars	880	gr.	18,328	13, 92
30	—	1500	—	8, 84	13, 27
31	—	500	—	27, 16	13, 58
2	juin	760	—	16, 43	12, 48
3	—	750	—	17,996	13, 27
4	—	850	—	15,790	13, 42
5	—	500	—	17, 64	8, 53
6	—	500	—	10, 11	8, 59
7	—	700	—	15,790	11, 05
8	—	700	—	8, 84	6,193
9	—	750	—	18, 96	14, 22
10	—	700	—	16,432	12, 10
11	—	700	—	16, 43	12, 10
12	—	1900	—	10, 32	19, 62

OBSERVATION V,

Hystéro - épilepsie.

Date.		Urines.		Urée par litre.	Urée par jour.
16	mai	1500	—	10, 97	16, 45
17	—	2350	—	7, 10	16, 68
18	—	1800	—	6,132	11, 37
19	—	1300	—	8, 21	10, 68
20	—	1400	—	9, 37	12, 65
21	—	1600	—	9, 03	14, 65
22	—	1500	—	7, 00	10, 65
23	—	1650	—	5, 68	9, 8
24	—	1700	—	4, 24	7, 75
25	—	1300	—	5, 16	6, 71

26	mai	2500	—	3, 79	9, 49
27	—	1700	—	3, 85	6, 58
28	—	1700	—	5, 6ö	9, 69
29	—	1500	—	7, 58	11, 37
30	—	900	—	6, 32	5, 68
31	—	1000	—	4, 44	4, 42
1er	juin	1500	—	4, 51	6, 77
2	—	860	—	10, 11	8, 09
3	—	2300	—	8, 21	18, 89
4	—	700	—	5, 68	3, 98
5	—	700	—	8, 84	6, 19
6	—	800	—	20,856	16, 68
7	—	400	—	23, 38	5, 84
8	—	170	—	21, 48	3, 65
9	—	640	—	13, 90	3, 36
10	—	800	—	16, 78	13. 35
11	—	1250	—	11, 61	13, 92
12	—	950	—	9, 68	9, 19

Du 4 au 10 juin cette malade a eu une contracture de la langue. on a été obligé de la nourrir avec la sonde introduite par le nez. Cette contracture de la langue a été précédée d'une contracture des deux jambes, puis d'une jambe et d'un bras, ce qui l'a forcée à garder constamment le lit.

Dans cette observation, comme dans la précédente, on observe une sorte de balancement physiologique dans la quantité d'urée excrétée. Lorsque celle-ci a baissé pendant quelques jours, elle se relève presque jusqu'au chiffre normal qu'elle n'atteint d'ailleurs que rarement, ce qui s'explique par la diminution de l'alimentation et de l'usure organique, les malades quittant peu leur lit; aussi ne vomissaient-elles pas leurs aliments, et ne montraient-elles aucune répugnance à se nourrir.

La malade Etch..., observée pendant de longues années par M. Charcot, a été atteinte à plusieurs reprises, pendant des mois entiers, de phénomènes ischuriques. Le tableau suivant montre le rapport existant entre la quantité d'urine et celle des vomissements.

	Vomissements (moyenne par jour).	Urines (moyenne par jour).
Juillet 1871.	Un litre.	5 grammes.
Août 1873.	Un litre.	3 grammes.
Septembre 1871.	Un litre et demi.	2 gr. et demi.
28 mars 1872.	100 grammes.	Un litre.

La quantité d'urée contenue dans la matière des vomissements suivait une courbe inversement parallèle à celle qui était expulsée dans les urines. L'alimentation par la sonde employait une quantité toujours égale de nourriture. Non seulement la quantité d'urée s'abaissait de façon à n'atteindre que 8 gr. 299 en vingt-quatre jours, pendant une première période d'ischurie et 8 gr. 13 dans une deuxième période de quarante-cinq jours, mais encore dans l'espace de ces deux périodes il y eut à trois reprises différentes une vraie crise ou décharge urinaire annoncée par quelques douleurs lombaires et caractérisée par l'émission en quelques minutes de 2, 3 et 4 litres d'urines contenant 20, 25 et 28 grammes d'urée. Ces crises sont déterminées par l'accumulation de l'urée et non par le développement de l'oligurie ou sa durée variable. L'observation suivante met bien des particularités en lumière; elle est empruntée à la thèse de Juventin.

Du 16 août au 28, la malade n'a rendu en tout que 2 gr. 521 milligr. d'urée et par le vomissement, pas une goutte d'urine; aussi les 28, 30, 31 août et 1er septembre excrète-t-elle une quantité d'urée très supérieure à la moyenne : 144 gr. en cinq jours. De même à mesure que la quantité des vomissements s'abaisse, celle des urines en général s'élève; cependant il y a exception pour les 2, 8 et 10 septembre.

OBSERVATION VI.

B..., âgée de 21 ans, couturière, lit n° 16, salle Sainte-Madeleine.

A 17 ans, accès de rires et de pleurs sans motifs; en même temps, affection inflammatoire de l'abdomen qui nécessite l'emploi de la glace.

Réglée à 12 ans, elle a eu des troubles de la menstruation jusqu'à 18 ans.

A 21 ans, à la suite de contrariétés, ont commencé les accès d'hystérie.

Alors se sont montrés les vomissements parfois survenant à jeun au lever, parfois immédiatement après les repas.

A partir de la premiere attaque, elle eut une paraplégie qui l'empêcha complètement de marcher, et les membres supérieurs devinrent très faibles.

Après plusieurs séjours à l'hôpital, la paralysie a bien diminué, mais les vomissements ont continué au point qu'en deux mois elle comptait à peine deux jours où ils ne s'étaient pas montrés. Les forces sont revenues dans les membres supérieurs. La démarche est un peu plus assurée.

Du mois de mai au mois d'octobre, elle a pris de l'iodure de potassium et des douches.

Voici l'analyse de ses vomissements :

	VOMISSEMENTS.		URINES.	
1873.	Quantité en vingt-quatre heures.	Urée.	En vingt-quatre heures.	Urée.
Août 16	480 cc.	0 gr. 150	—	—
19	240	0 gr. 312	—	—
20	450	0 gr. 153	—	—
21	650	0 gr. 136	—	—
22	780	0 gr. 136	—	—
23	1000	0 gr. 194	—	—
24	1160	0 gr. 346	—	—
26	410	0 gr. 525	—	—

27	450	0 gr. 569	—	—
28	222	0 gr. 103	620	28, 89
30	Pas de vomiss.	—	1810	35, 91
31	810	0 gr. 237	880	24, 28
Septembre 1	Perdus	—	1480	24, 48
2	—	—	1470	32, 34
4	1070	0 gr. 608	480	8, 12
5	385	0 gr. 202	1100	28, 60
6	285	0 gr. 225	1750	19, 60
8	500	0 gr. 477	2060	32, 96
10	330	0 gr. 256	1630	46, 90
13	251	0 gr. 126	1440	36, 50
14	345	0 gr. 542	1640	20
15	275	0 gr. 224	1010	7, 47
16	Pas de vomissements.		1360	32, 60
17	285	0 gr. 113	1740	26, 10
18	Perdus	—	830	9, 13
19	Pas de vomissements.		2120	31, 7
21	200	0 gr. 003	500	10, 5
22	250	0 gr. 674	—	—
Octobre 13	100	0 gr 042	1180	21, 71
Janvier 2	520	1 gr. 080	1200	15, 20
3	385	0 gr. 097	2330	13, 30

Depuis le 1ᵉʳ février 1874 la malade prend du valérianate caféine à la dose de 0,60 par jour en trois paquets, et les vomissements se sont arrêtés.

Il est intéressant de comparer l'hystérique oligurique qui vomit et garde son embonpoint à la femme enceinte atteinte de vomissements incoercibles, et qui souvent se rapproche tant de l'hystérique par les bizarreries du caractère, les perversions du goût, et les sélections bizarres. L'hystérique n'élimine pas beaucoup d'urée et exhale très peu d'acide carbonique : aussi ne maigrit-elle pas ; la femme enceinte qui vomit élimine beaucoup d'urée, désassimile rapidement, et suivant Andral et Gavarret exhale une quantité d'acide

carbonique bien supérieure à la normale; aussi l'affaiblissement et la cachexie sont-elles très précoces.

II. — VOMISSEMENTS SPASMODIQUES.

Les vomissements qui ressortissent aux troubles fonctionnels de la tunique musculeuse de l'estomac peuvent être attribués soit à l'hyperexcitabilité de cette tunique, soit à son
atonie.

Les spasmes et mouvements antipéristaltiques qui pro-
voquent les premiers peuvent être déterminés par la douleur
et l'exaltation de la sensibilité de la muqueuse stomacale ou
bien en être indépendants ou à peu près. Dans le premier
cas la gastrodynie domine la symptomatologie ou lui imprime une allure spéciale ; aussi renverrons-nous l'étude des
vomissements par hyperesthésie stomacale et par pneumogastralgie au chapitre de la gastralgie, et ne parlerons-nous
que des cas dans lesquels l'excitabilité musculaire est franche de gastrodynie.

Ces deux variétés de vomissements spasmodiques d'origine gastrique trouvent leur analogue dans les accidents
similaires de l'œsophage.

Existe-t-il de l'hyperesthésie œsophagienne, l'aliment est
rejeté au moment même où il vient d'être dégluti. Existe-t-il
un simple spasme œsophagien, l'aliment pénètre et pro-
gresse, mais bientôt la constriction l'empêche d'aller plus

Deniau. 5

loin, et des mouvements antipéristaltiques le reportent sous forme d'une régurgitation violente jusqu'à la bouche.

Il est rationnel de penser que lorsque les muscles de l'estomac sont en état de spasme, cet état doit être plus marqué dans les régions où ces muscles sont les plus puissants ou les plus développés. C'est en effet au cardia ou au pylore que paraît siéger le plus souvent le spasme. Si c'est au premier de ces orifices, le vomissement suit presque immédiatement l'ingestion des aliments. Si au contraire, comme c'est le cas le plus habituel, le pylore est atteint, la déglutition se fait bien, les aliments s'accumulent dans l'estomac, y séjournent plus ou moins longtemps, il y a une sensation d'arrêt, de plénitude, de lourdeur dans le creux épigastrique, de la dyspnée, l'estomac est distendu et cette distension provisoire peut amener par sa répétition la dilatation définitive; enfin surviennent des nausées et, après un temps variable, les aliments sont rejetés sans avoir, la plupart du temps, subi de modifications profondes. C'est là ce que MM. Luton et H. Huchard ont décrit sous le nom de *pylorisme*.

Lorsque le spasme affecte plutôt la tunique musculaire de l'estomac sans déterminer de pylorisme, et sans s'accompagner de gastralgie, l'introduction des aliments détermine dans le ventricule des mouvements antipéristaltiques exagérés d'où certains accidents diarrhéiques et intestinaux: lientérie, coliques, borborygmes et boulimie par suite du passage trop rapide du nutriment dans l'estomac.

Lorsque l'orifice cardiaque est contracturé, il est possible que le même trouble s'étende à l'œsophage. Selon alors que la stricture est permanente ou complète, ou passagère et incomplète, on a affaire au rétrécissement œsophagien ou bien simplement à la dysphagie spasmodique. On connaît la brusquerie de début de cette dernière; les efforts que fait la malade pour se débarrasser de ce bol alimentaire devenu presque corps étranger, la rigidité du cou et de la langue qu'il détermine, la douleur, la suffocation, l'angoisse qu'il éveille; la lividité ou la rougeur de la face, l'altération des traits qui en résulte, la sensation de boule, d'arrêt, derrière le sternum ou entre les épaules, accusée par la malade, jusqu'à ce que la cessation du spasme permette la propulsion du bol alimentaire vers l'estomac, ou que les violentes contractions antipéristaltiques le rejettent au dehors ; quelquefois tout se borne à une légère sensation de boule et de dysphagie, à l'expuition de liquides muqueux, filants, ou à l'expulsion de gaz.

Les vomissements spasmodiques augmentent généralement de fréquence à l'époque des règles, comme d'ailleurs la plupart des accidents spasmodiques de l'hystérie. Chez presque toutes les hystériques que nous avons interrogées et qui étaient réglées, nous avons noté que les attaques avaient augmenté d'intensité et de fréquence à l'établissement de la menstruation, et qu'après celui-ci, les accidents apparaissaient surtout à l'époque des règles.

L'imminence de cette période détermine toujours chez les femmes, même les plus exemptes de neurasthénie, une certaine irritabilité nerveuse, des modifications notables du caractère, des migraines, des vapeurs, des névralgies, des troubles gastriques variés, une constante claudication fonctionnelle générale, en un mot, parce que, comme le dit Fabre, l'hystérie, avant de devenir une maladie, est un tempérament, et que, ce qui constitue le tempérament de la femme, c'est une hystérie rudimentaire ; aussi avons-nous noté que l'approche des règles est en général le signal d'une aggravation, soit en intensité, soit en fréquence, de la plupart des accidents hystériques; comme si la rétention du molimen hémorrhagique, encombrant l'organisme, y suscitait directement les spasmes.

Nous trouvons dans une récente communication de Briquet la confirmation autorisée du résultat de notre humble observation (1). Cet auteur a observé 42 cas d'hystérie survenus à la suite de troubles de menstruation (rétention); sur ces 42 cas, 21 se sont dissipés aussitôt la réapparition des menstrues après une suspension qui avait duré de quatre mois à deux ans. Il y a là pour le traitement une indication de premier ordre.

D'autres manifestations hystériques se greffent encore sur ces troubles fonctionnels de l'appareil vecteur du chyme. Alors même que la dysphagie et le pylorisme ne sont pas très marqués, ils deviennent quelquefois la cause occasionnelle de convulsions générales ou d'attaques d'hystérie. Dally (2) a relaté le cas d'une jeune fille hystérique qui dans l'acte de la déglutition avait des attaques de convulsions cloniques. Elles se produisaient surtout lorsque le bol alimentaire était solide ou lorsque l'on exerçait une pression sur l'épigastre ; les attaques étaient d'autant plus marquées que la pression était elle-même plus forte, elles rappelaient les contorsions de la danse de Saint-Guy et duraient de trois à cinq minutes au plus. Semblable particularité a été observée par le même auteur chez un jeune garçon de 13 ans. Chez tous deux, Dally a noté que les accès éclataient au moment présumé du passage du chyme à travers le pylore.

(1) Bulletin de l'Acad. méd,. 27 septembre 1881.
(2) Bulletin de thérapeutique, Paris, 1879.

M. le Dr Vigouroux (1) a observé une jeune hystérique qui pendant deux ans tombait en catalepsie chaque fois qu'elle voulait avaler quelque chose. Il y eut sans doute des rémissions et des sélections pour certains aliments, car la malade guérit au bout de deux ans par disparition graduelle des symptômes.

Les vomissements spasmodiques à titre de manifestation hystérique présentent encore d'autres particularités intéressantes, mais qui déroutent toute prévision et défient toute interprétation. Les sélections alimentaires sont de ce nombre. C'est ainsi que les aliments liquides passent ordinairement plus facilement que les aliments demi-solides, bien que la physiologie nous apprenne que de l'orifice supérieur de l'œsophage au cardia les conditions mécaniques de leur propulsion soient exactement les mêmes. Tantôt ce sont les liquides chauds, tantôt les froids qui sont plus particulièrement rejetés.

D'autrefois, il existe une tolérance particulière pour un aliment spécial.

Sutherland (2) a rapporté l'histoire d'une malade de 24 ans affectée de vomissements, qui au début n'apparaissaient qu'une fois tous les 15 jours, mais ne tardèrent pas à se montrer d'abord une, puis cinq ou six fois par jour. Il n'y avait aucun symptôme d'affection organique, ni douleur à la pression de l'estomac, ni cachexie, ni aucun autre symptôme organique. Tous les moyens connus avaient été employés sans succès : bismuth, opium, acide cyanhydrique, créosote, acide phénique, hyposulfite, bols et lavements nutritifs. Cependant elle gardait quelquefois un peu de

(1) Communication orale.
(2) Société clinique de Londres, 1881.

quinine, de jus d'orange et de sherry, mais l'eau-de-vie la faisait immédiatement vomir. Or, elle présentait une tolérance étrange pour le koumys. On essaya en vain de lui substituer des aliments analogues : lait de chèvre, lait fermenté et caillé, petit-lait, le koumys seul passa, passa toujours et cela pendant un an et demi de suite. Deux pintes de koumys par jour suffirent pour conserver dans leur intégrité relative l'embonpoint et la santé générale, compromis par une diète absolue de près de dix-neuf mois de durée. La malade ne fatiguait pas, mais ne gardait pas le lit.

Nous devons ajouter que dans la discussion qui suivit la relation de ce cas, on tomba d'accord sur la nature hystérique de ces vomissements, la malade ayant présenté d'autres désordres nerveux et des irrégularités mentales pour lesquelles elle fut traitée pendant cinq ans au dispensaire de Saint-Georges Hanover Square.

D'autres fois les aliments solides ou liquides seront vomis, mais des cornichons, du plâtre passeront parfaitement.

Dans d'autres cas on observera que l'estomac fait une sorte de triage dans la masse du chyme et rejette seulement l'aliment qui lui répugne ou répugne au malade, tout en laissant passer les autres.

A côté des vomissements par hyperexcitabilité des voies digestives, se placent ceux qui ressortissent au contraire à une atonie de la couche musculaire. Ces vomissements sont tardifs, plus abondants, sans nausées, sans douleurs, avec distension stomacale, bruit de glouglou pendant la déglutition et bruit de flot par la succussion hippocratique.

Observation VII.

Clémence Rou..., 16 ans et demi.

30 août 1882.

Cette jeune fille a depuis longtemps de grandes attaques qui se produisent de temps en temps. Elle a été soignée dans le service de M. Charcot en 1881. Vers le mois de septembre de cette année, à la suite d'une grande attaque, elle fut atteinte subitement d'œsophagisme et de pylorisme, elle vomissait tout, aliments solides on liquides indistinctement, après un temps variable, tantôt immédiatement, tantôt au bout d'une demi-heure. Pendant plusieurs jours la malade fut dans l'impossibilité de rien prendre et de rien garder, puis à la suite d'un déjeuner très frugal, elle put malgré le vomismissement en garder une partie. Cet après-midi là, ayant eu une attaque, le spasme cessa subitement ; elle put dîner comme tout le monde, les vomissements ne se sont pas reproduits jusqu'ici. Il y a a peu près trois mois, elle fut atteinte d'amblyopie qui lui permit a peine de venir à la clinique de M. Galezowski, et lui interdit toute occupation délicate : lire, coudre, etc. Aujourd'hui, 30 août 1882, l'amélioration est assez marquée pour qu'elle puisse lire le n° 3 des échelles de Galezowski.

Il y a encore de la dyschromatopsie et un rétrécissement marqué du champ visuel. en dehors surtout.

Le champ visuel pour le blanc est le moins rétréci, puis viennent le bleu, le rouge, le vert. Le violet a disparu.

Observation VIII.

(Recueillie par mon excellent ami M. Paul Legendre,
interne des hôpitaux).

**Hystérie. Œsophagisme. Pylorisme. Vomissements incoercibles
et vomissements supplémentaires de l'urée.**

Z.., Elisabeth 43 ans ; entre à l'Hôtel-Dieu le 27 mai 1879, dans le service de M. Fremy, suppléé par M. Hallopeau, puis par M. Huchard.

L'état général de cette malade est bon. Elle n'a pas eu d'enfant et elle est menstruée d'une façon régulière. Au toucher on trouve un col de multipare avec un peu d'antéflexion. Il y a cinq ans, elle a eu pour la première fois des vomissements analogues a ceux qui l'amenent aujourd'hui a l'hôpital. Ces vomissements revenaient apres tous les repas, brusquement et sans autre douleur que l'acte lui-même. Pourtant elle varie sur ce fait, dans divers interrogatoires et dit qu'elle avait quelquefois de vives douleurs dans l'estomac. A cette époque, elle fut traitée à Lariboisiere puis à la Pitié.

Cette fois, elle vomit depuis quatre mois presque tous les jours. Aussitôt qu'elle a ingéré des aliments quelconques, elle éprouve des douleurs dans la région épigastrique et peu de temps apres, elle rejette tout le contenu stomacal. Elle aurait, de temps à autre des douleurs vives et passagères dans les membres inférieurs, etéprouverait de faux besoins d'aller à la garde-robe ; mais elle n'a aucun trouble dans la marche : les reflexes tendineux sont conservés.

Sa vue s'est affaiblie depuis quelque temps. Examinée à ce point de vue, elle a une hypermétropie de 1/20 avec presbytie.

Iris peu mobile.

Fond d'œil normal de chaque côté. Acuité visuelle, vision des couleurs et champ visuel conservés.

Il est donc difficile de songer à une ataxie locomotrice à forme fruste, opinion vers laquelle penchait M. Hallopeau. D'autre part, il n'y a pas d'hémianesthésie, ni d'ovaralgie, ce qui tend à éloigner tout d'abord l'hypothèse de l'hystérie.

Les vomissements continuent presque tous les jours, malgré les médications les plus variées : pointes de feu, vésicatoire à l'épigastre, opium, poudres absorbantes ; la glace seule procure quelques soulagements, puis les vomissements cessent un jour brusquement, et la malade sort. Quelques semaines après, elle recommence à vomir, et rentre dans le service dirigé par M. Huchard.

Les vomissements se font sans grand effort, presque par régurgitation, et assez longtemps après le repas. M. Huchard pense donc qu'il y a une dilatation assez marquée de l'estomac, ce que d'ailleurs, atteste le bruit de glouglou provoqué par la succussion de l'abdomen. L'examen des urines, leur analyse et celle des matieres vomies montrent que les premieres, sont en quantité normale, renferment une proportion d'urée normale et qu'il n'y a pas trace d'urée dans les vomissements. Cette analyse répétée chaque jour, ne permet donc pas d'invoquer pour expliquer les vomissements, le mécanisme signale par MM. les professeurs Charcot et Bouchard : anurie et élimination d'urée par l'estomac. Ce sont bien des vomissements de cause spasmodique. Il n'en sera plus de même plus tard, comme nous le verrons.

On essaye le nitrate d'argent, l'aconitine, les pulvérisations d'éther sur la région épigastrique et le long du rachis sans résultat.

Le 1er septembre. On pratique le cathétérisme œsophagien sans difficulté, et on fait le lavage de l'estomac avec de l'eau de Vichy. La malade, qui avait été frappée par la vue de l'instrument et les préparatifs de cette opération, se trouve très soulagée le soir, elle ne vomit pas pendant deux jours et accuse de l'appétit.

Le 6. Reprise des vomissements. Le cathétérisme est de nouveau pratiqué pendant cinq jours ; les vomissements sont rares.

Le 11. M. Huchard veut opérer le cathétérisme que l'interne pratiquait d'ordinaire tres facilement, et il est surpris de rencontrer une résistance invincible à quelques centimetres au-dessous de l'isthme pharyngien. L'interne essaye à son tour, et n'est pas plus heureux, non plus que plusieurs éleves du service. La malade ne vomit pas, mais elle ne peut prendre aucun aliment solide ou liquide. Elle sent comme un étau qui lui serre la gorge. Le cathétérisme est possible le soir : lavage de l'estomac, injection de bouillon et de lait.

Le lendemain matin, la dysphagie est de nouveau tellement forte qu'on ne peut passer la sonde. On donne pendant vingt-quatre heures des lavements de peptones preparées. Puis le passage des aliments se rétablit, et la malade se trouve très bien pendant quelques jours.

Le 19. Les vomissements recommencent accompagnés cette fois d'ischurie et, comme on va le voir, de deviation de l'urée, l'analyse est faite regulièrement par M. Gillet, éleve du service tres au courant des recherches urologiques.

Suivent les analyses d'urée et la courbe des vomissements qui ne font que confirmer ce que nous avons dit plus haut a propos des vomissements supplémentaires de l'excrétion rénale.

OBSERVATION IX.

Hystérie. Vomissements incoercibles.

A. V... 44 ans. Entrée le 12 mars 1882. Salle Corvisart, service de M. le Dr Beaumetz.

Le père de cette malade était épileptique, trois de ses sœurs ont eu des attaques de nerfs. Vers 16 ans, la malade a eu son premier accès dans les trois premiers mois de sa grossesse. L'enfant a vécu jusqu'à 7 ans. Infection syphilitique de la mère par le premier fœtus. A la suite de cet accident, cette femme a eu deux fausses couches l'une de sept, l'autre de cinq mois et deux grossesses à terme, mais dont les produits sont morts ; l'un à l'âge de quatre mois, l'autre de huit mois.

Vers 20 ans, les attaques de nerfs ont cessé. Ces attaques étaient précédées d'étourdissement, de perte de connaissance, de grincements de dents. Elles ont duré pendant trois ans. Avant l'âge de 20 ans, c'est-à-dire pendant la période des attaques, la malade travaillait dans les tabacs, elle était mal réglée, d'ailleurs jamais, même maintenant la menstruation n'a été parfaitement régulière.

Voilà près de 16 ans qu'elle a des vomissements. Elle accuse encore les phénomènes de boule hystérique, des douleurs épigastriques, la sensation subjective d'une boule qui roulerait dans les différentes parties de l'abdomen accompagnée de borborygmes et de cris intestinaux. Les douleurs épigastriques paraissent déterminer des phénomènes de névralgie intercostale de la partie gauche du tronc avec étouffements passagers. La malade a été soignée à Necker pour des vomissements incoercibles qui apparaissent toujours au moment des règles. Ces vomissements durent et se répètent pendant les quatre jours que durent les règles, et cessent avec elles. A ce moment il y a un tympanisme abdominal très marqué. Du 9 au 12 mars dernier, époque des dernières règles, les vomissements sont apparus comme à l'ordinaire, mais ils se sont prolongés longtemps après l'entrée à l'hôpital.

Nous voyons la malade pour la première fois dans le service le 24 avril. Les règles ont apparu assez abondantes le 23, et avec elles se sont réveillés les vomissements.

Le 24 avril. Nous assistons à ces vomissements, la malade rejette tout ce qu'elle prend, lait, eau de Seltz, la glace elle-même en morceaux n'est pas gardée.

25 avril. Les vomissements continuent et suivent absolument toute ingestion.

26. Encore quelques vomissements qui cessent à partir de ce jour. L'appétit est excellent. La malade est presque complètement analgésique; l'analgésie, est surtout tres marquée au bras gauche, aux cuisses. Dans les points où la sensibilité subsiste encore, elle éprouve un retard considérable. Le tact est également modifié. La sensibilité des conjonctives est tres dminuée.

L'oreille gauche est sourde dans certains moments. Phénomènes de kopiopie hystérique.

Le 30. L'appétit continue à se maintenir, plus de vomissements. Exeat.

Cette observation contient un certain nombre de particularités intéressantes. On notera l'influence de l'infection syphilitique sur les produits ultérieurs de la conception. La corrélation des troubles menstruels, suites probables de l'action combinée de la syphilis et de l'empoisonnement tabacique, avec l'apparition des attaques, l'influence de l'approche des regles sur les manifestations hysteriques, la coexistence d'une névralgie intercostale gauche avec la nevralgie de l'estomac, enfin les troubles intéressants des appareils sensoriels.

III. VOMISSEMENTS PAR TROUBLE SÉCRÉTOIRE.

Les vomissements muqueux sont très fréquents chez les hystériques. Rien n'est plus commun que d'apprendre qu'elles ont des pituites le matin ou entre les repas, qu'elles vomissent des matières « comme de l'eau ou des glaires », que ces vomissements sont précédés d'une sensation spéciale de plénitude et de serrement à la gorge, de salivation abondante, de mouvements répétés de déglutition, de légères nausées, d'efforts de vomituritions. Ces phénomenes sont artificiellement reproductibles par l'immersion prolongée dans un bain tiède ou par l'usage continu de la belladone, entretenant une sécheresse constante de la gorge. Lorsque cesse l'action de la solannée, une sorte de sialorrhée complémentaire se produit avec sécrétion muqueuse à la surface de l'estomac et vomissements glaireux.

Les vomissements bilieux, porracés, sont plus rares; nous les avons cependant observés chez une de nos malades où ils étaient d'une grande abondance et dépassaient un litre par jour, ils se reproduisaient très fréquemment. Ces troubles sécrétoires trouvent leur analogie dans certaines diarrhées, dans la polyurie, la bronchorrhée, la galactorrhée et la diaphorèse hystériques.

IV. VOMISSEMENTS NERVEUX ET MENTAUX.

(*Vomissements simulés.*)

Il est dit qu'en matière d'hystérie, à côté d'un problème de pathologie se dressera toujours un problème de psychologie. Pour le vomissement, la chose ne saurait faire de doute. Outre les causes multiples qui peuvent déterminer des vomissements, et souvent, concurremment, un élément mental est en jeu qui, dans quelques cas, crée ou entretient le vomissement. Et cela en dehors des cas où le besoin de simulation met seul à son service les forces inutiles d'une volonté dévoyée.

Pour ce qui est de la simple simulation, nous n'insisterons pas ; tout le monde connaît l'histoire de ces faits fameux de simulation dans lesquels les hystériques avalaient en cachette pendant la nuit, celle-ci ses urines pour simuler les vomissements d'urine, celle-là le sang des saignées, pour faire croire à des hématémèses, une autre ses matières fécales, d'abord roulées en boulettes et soigneusement cachées sous les aisselles, pour pouvoir le lendemain feindre les vomissements stercoraux (Lister).

Aussi lorsqu'il s'agit d'une hystérique faut-il toujours se mettre sur ses gardes et craindre une mystification. « Cave hystericam » (H. Huchard.)

Mais de l'élément mental qui détermine ou favorise les vomissements nous dirons quelques mots.

Weir Mitchell (1) a soigneusement analysé le mécanisme cérébral qui préside au développement de ces perversions mentales. Et, pour le dire en passant, cet auteur affirme que ces perversions mentales constitueraient, avec les troubles de la sensibilité, les contractures et les paralysies, les formes les plus habituelles de la névrose en Amérique, tandis que les cas de grande hystérie, avec leurs attaques démoniaques, seraient en revanche exceptionnels. A l'appui de son observation, Mitchell invoque le témoignage de Mills, médecin de l'hôpital de Philadelphie, ainsi que celui de tous les autres médecins de New-York, de Boston, de Baltimore et de Chicago.

En premier lieu, il faut placer l'ardent besoin des hystériques de s'attirer l'attention, la sympathie de leur entourage, l'amour de la suprématie sous toutes ses formes. Il faut aussi tenir compte de certaines propriétés psychiques

(1) Diseases of the nervous system. Mitchell. London, 1881.

et physiologiques dont nous sommes tous tributaires, mais que le nervosisme exalte vivement, telles que : l'émotivité, la sympathie fonctionnelle, la tendance à l'imitation, l'effet de l'attention expectante.

Tout le monde sait que par l'influence de la volonté on peut arriver à troubler certaines fonctions qui ne sont cependant pas soumises à la volonté. Ainsi certaines hystériques pourront s'habituer à vomir par l'influence pure et simple de la volonté, et de même elles peuvent arriver à supprimer ces mêmes vomissements par un effort inversé.

La tendance à l'imitation, même involontaire, s'observe journellement, par exemple, le bâillement et la toux qui se produisent après avoir vu bâiller ou bien entendu tousser. Parmi les exemples les plus frappants de cette disposition, il faut citer les vomissements incoercibles, qui atteindraient quelquefois, selon Mitchell, le mari de femmes enceintes. Cet auteur rapporte l'histoire d'un homme marié, dont la conduite déréglée était notoire. Cinq ans après son mariage sa femme devint grosse ; l'événement était vivement désiré, aussi le mari parut-il se ranger et tint-il fidèlement société à sa femme. Celle-ci fût atteinte de vomissements sévères qui finirent par affecter le mari tous les jours ou tous les deux jours à son grand déplaisir. A la deuxième grossesse les mêmes phénomènes se reproduisirent. Vers la fin de celle-ci ou à la troisième grossesse, la femme cessa d'avoir ces vomissements ; quant à son mari, chaque fois qu'il apprit l'état de sa femme, il fut affecté de ces mêmes vomissements incoercibles. Ces cas ne sont-ils pas comparables à ces faits singuliers d'*hystérie à deux* observés par M. Armaingaud et dont M. Huchard nous a dit avoir lui-même vu plusieurs exemples ?

Le père Tyson soignait en commun avec Mitchell une malade qu'on devait électriser ; dès sa première visite, celle-ci eut une diarrhée abondante, comme toutes les fois d'ailleurs qu'elle éprouvait une vive émotion. Mais cet accident s'étant reproduit à la deuxième visite, Mitchell ne put jamais lui fixer un rendez-vous à une heure déterminée sans lui causer une superpurgation. Les accidents cessèrent aussitôt qu'il cessa de voir la malade.

Un physiologiste anglais bien connu fut pris, au moment de faire sa première leçon, d'une diarrhée abondante. L'ennui et l'embarras qu'il en éprouva l'impressionnèrent à tel point que, pendant plus d'un an, il ne put faire sa leçon sans être affligé, au moment de commencer, d'une garde-robe abondante. Ayant raconté sa lamentable histoire à un jeune confrère, aujourd'hui célèbre biologiste, celui-ci, longtemps après, au moment de faire sa première leçon, se remémora soudainement l'incident, qu'il reproduisit de point en point et qui le tourmenta longtemps après, juste au moment d'entrer en chaire. Ces effets de l'influence morale peuvent s'observer dans le champ des fonctions cardiaques et vasculaires.

Pour certains vomissements l'influence morale est aussi évidente, et très identique aux faits d'anorexie mentale.

Salter a observé une jeune malade dont les vomissements débutèrent à l'âge de 19 ans et procédaient par accès. Ils étaient précédés d'un sentiment de constriction à la gorge, qui forçait la malade à s'arrêter d'avaler. La douleur la transperçait de part en part, du dos au sternum, et s'accompagnait de douleurs lancinantes insupportables dans les organes génitaux externes ; elles étaient aigues, très intermittentes, augmentaient au moment des règles et determinaient alors des envies fréquentes d'uriner. Au repas, certains mets étaient rendus avec facilité, d'autres avec de grands efforts, le thé et les aliments liquides qui composaient le repas du matin étaient retournés constamment par une simple régurgitation. Quelquefois la quantité des degesta dépassait celle des ingesta, mais il suffisait qu'elle ajoutât quelques bouchées de pain au thé pour que les vomissements ne se produisissent pas. Pendant tout le temps de la maladie la soif fut vive. Salter considère ce phénomène comme analogue à la soif des hémorrhagiés.

Mais deux particularités doivent être notées. D'abord les vomissements survenaient surtout avec incoercibilité lors des règles; tel traitement qui paraissait avoir réussi à conjurer ou à guérir les vomissements, dans les époques intermenstruelles, devenait impuissant lorsque les règles apparaissaient. Ensuite, elle ne vomissait jamais en présence des étrangers; pour cela, il fallait qu'elle fût seule. Les étrangers seulement avaient cette influence; les personnes de la famille, les intimes ne l'avaient pas.

Salter ajoute qu'il donna en vain l'opium sous toutes ses formes, l'hyosciamine, la belladone, la créosote, le bismuth, l'oxalate de cérium, la valériane, l'ammoniaque, l'éther, l'asa fetida, les douches, le fer, la quinine. L'impuissance du traitement n'a rien de surprenant, car il ne visait pas la cause principale de la maladie : l'élément mental. Huit jours d'exil dans un autre milieu auraient plus rapidement agi que tous les agents de la pharmacopée.

Les deux observations suivantes en feront foi.

Observation X.

(Thèse de Daniel Fouquet).

Œsophagisme. Paraplégie, Hystérie.

X., âgé de 10 ans, bonne santé antérieure, mère très nerveuse. En 1877, au mois d'octobre, se plaint de malaises, de maux d'estomac puis commence à vomir. Les vomissements deviennent de plus en plus fréquents, et finissent par se produire à la moindre ingestion d'aliments. En même temps on s'aperçoit d'un affaiblissement progressif des membres qui va jusqu'à la paralysie presque absolue, au point de confiner le petit malade dans son lit.

La sensibilité s'est émoussée en même temps que la motilité diminuait, et l'anesthésie est complète aux membres inférieurs vers le mois de janvier 1878.

La sensibilité de la région pharyngienne est aussi très obtuse. Pas de troubles visuels, ni de paralysie des muscles moteurs de l'œil.

L'amaigrissement est visible, mais pas très marqué. Un jour il est impossible de rien faire avaler à l'enfant. On pratique le cathétérisme œsophagien avec une certaine difficulté ; on éprouve au passage de la sonde une sensation de constriction. Pendant trois mois, on est obligé d'alimenter le malade avec la sonde.

Tous les médicaments antispasmodiques sont essayés successivement sans succès ; bromure de potassium, valérianates, etc. L'électricité ne produit aucune amélioration.

M. le professeur Charcot est appelé en consultation. Il remarque de suite le caractère particulièrement feminin de l'enfant qui portait une bague au doigt, aimait à se parer et à jouer à des jeux de petite fille. Il essaie de faire cesser les accidents par le sommeil hypnotique et la compression du testicule sans succès. Enfin, il conseille de reprendre l'hydrothérapie qui avait deja ete essayée inutilement, mais en la combinant avec l'isolement loin de la famille.

L'enfant est transporté dans un établissement hydrothérapique, seul avec une domestique, et soumis à des douches froides violentes ; le lendemain il mangeait seul, remuait ses jambes, se le-

Deniau.   6

vait, et manifestait le désir de rentrer le jour même chez ses parents.

Depuis lors, les accidents paralytiques et spasmodiques ne se sont pas reproduits. Cependant la sensibilité pharyngienne est restée obtuse; on peut toucher l'épiglotte avec le doigt sans provoquer de réflxe nauséeux.

Le caractère est toujours féminin et hystérique. L'enfant est très intelligent et il a tous les prix de sa classe, mais il est d'un caractère inégal et emporté, impressionnable à l'excès. Il pleure facilement.

OBSERVATION XI.

(Thèse de Daniel Fouquet).

A. B..., 9 ans, père et mère nerveux. Cet enfant est très intelligent, d'un caractère extrêmement impressionnable. A part cela, rien de particulier, et il paraît jouir d'une bonne santé. Tout d'un coup, sans cause appréciable, il est pris de vomissements incoercibles. A peine a-t-il avalé des aliments solides ou liquides que, sans grands efforts, il les rend aussitôt ; son état général ne tarde pas à s'altérer, l'amaigrissement devient considérable. Divers traitements sont essayés sans succès. On cherche a alimenter le malade au moyen de lavements de lait, de thé de bœuf, etc. ; les résultats obtenus sont médiocres. Consulté, M. le professeur Lasègue conseille l'hydrothérapie, l'exercice, l'air de la campagne. De plus en plus amaigri, l'enfant est ramené dans la ville de province qu'il habite, et continue à refuser tout aliment; sauf des loochs, seule boisson que son estomac puisse tolérer, en vertu d'un électisme singulier. Son imagination seule semble être en jeu, car on réussit, en le trompant, à lui faire prendre du lait aromatisé avec de l'eau de fleur d'oranger et mis dans une bouteille, préparé par le pharmacien. Mais au moindre soupçon de fraude, l'aliment est aussitôt vomi. Malgré sa maigreur incroyable, l'enfant continue à marcher, se promène avec sa famille et ne souffre pas. Au bout de six mois sans transition aucune et sans cause appréciable, les accidents disparurent et la maladie cessa, comme elle avait commencé. La tolérance de l'estomac reparut, le petit malade revint brusquement a la santé, et engraissa avec une excessive rapidité, supportant également bien tous les aliments. Plusieurs années se sont écoulées depuis lors, et il continue à se très bien porter, tout en conservant un très grande susceptibilité nerveuse.

On peut dans certains cas d'hystérie (1), d'après Mitchell, observer toutes les transitions par lesquelles la simulation, d'abord inconsciente et involontaire, aboutit à une simulation volontaire qui devient par la suite irrésistible ; l'acte morbide dégénère alors en une habitude organique. Il a observé une hystérique, qui, ayant eu une indigestion, éprouva à cette occasion des vomissements qui lui concilièrent immédiatement la sympathique attention de ses parents. A partir de ce moment, son appétit baissa et les vomissements reparurent de loin en loin. Bientôt ceux-ci se répétèrent plus fréquents, surtout au printemps ; tout aliment était immédiatement rejeté, et il n'y avait une selle que tous les dix jours au plus. Les choses durèrent ainsi jusqu'en 1866. Elle arriva alors au degré ultime de l'émaciation et de l'inanition ; il y eut de l'hyperesthésie généralisée, des convulsions, que l'on provoquait si facilement, que l'on n'osait plus se servir d'eau pour sa toilette de peur de réveiller les accès ; et pendant la plus grande partie du temps, elle était secouée par des hoquets violents. Le vomissement primitif d'abord accidentel avait éveillé le désir de le reproduire, afin de s'attirer l'attention générale, car la malade, longtemps après la guérison, avoua que dans les commencements de son affection, elle aurait pu moins vomir, mais tant d'adulation l'entourait quand elle vomissait ! Bientôt cependant l'acte morbide devint despotique, il survint du muguet, de l'ischurie, la quantité des urines ne s'éleva pas à plus de soixante grammes par jour ; elle ne contenait pas

______

(1) Mitchel. Diseases of the nervous system.

d'albumine. Quand on donnait à la malade une cuillerée de lait, elle le gardait dans sa bouche pendant plus ou moins longtemps, dit Mitchell, puis elle le rejetait par un mouvement très bien simulé de vomissements.

Pendant les premiers jours où l'on put réussir à l'alimenter de nouveau, l'acte de déglutition qui avait cessé depuis longtemps d'être automatique, ajoute l'auteur, manquait de précision et de coordination. Quand on lui mettait une cuillerée de lait dans la bouche, il y séjournait pendant quelque temps ; si cependant la malade rejetait la tête en arrière, en même temps qu'avec la main on imprimait un brusque mouvement d'ascension du larynx, cette sorte d'impulsion réussissait à déterminer les mouvements synergiques et coordonnés du deuxième temps de la déglutition.

Selon Carter, un des moyens favoris des hystériques qui veulent vomir pour se rendre intéressantes, grand mobile de l'affection, dit-il, serait d'évoquer dans leur esprit fantaisiste des idées de dégoût et de répulsion à la vue de la nourriture, idées qui les conduisent à repousser l'alimentation avec horreur. Dans un cas observé par lui, la malade évoquait, à la vue des mets qu'on lui présentait, l'image d'un pudding fait avec des boyaux de chat putréfiés. Aussi la seule vue du mets national lui donnait-elle des nausées. Grâce à ce subterfuge, elle arriva à ses fins, vomit si bien que les vomissements devinrent involontaires au bout de quelque temps. Prise alors de frayeur, elle céda, confessa par quelle invention elle avait réussi à s'inspirer l'horreur de la nourriture, recommença à manger, et recouvra rapidement la santé. Dans ces cas, le traitement moral occupe le premier rang, et le changement de milieu est l'indication principale.

Diagnostic. — En matière d'hystérie, d'hystérie fruste surtout, le diagnostic est exposé à deux erreurs contraires : d'une part à voir l'hystérie où elle n'est pas, à négliger ainsi des lésions anatomiques, dont relèvent les symptômes observés; d'autre part, à la méconnaître et à regarder des troubles névropathiques essentiels comme d'origine organique. Est-il besoin de dire que des deux erreurs, la première est la plus regrettable, car si la deuxième expose à des erreurs de pronostic compromettantes pour le médecin, à l'emploi d'une série de moyens inutiles, elle est du moins le plus souvent inoffensive pour la malade que sa névropathie protège envers et contre toute intervention médicale et restitue subitement à la santé, à la grande surprise du médecin. La question du diagnostic de causalité nous amène donc à parler du diagnostic de l'état hystérique. Nous ne saurions, sans sortir des limites déjà très larges de notre sujet, traiter à fond cette question complexe. Nous nous bornerons donc à en rappeler les principaux éléments, renvoyant, pour le développement, à la lecture des belles pages, pleines de sens clinique, que M. Huchard, dans son récent ouvrage, a consacrées à l'étude de cet intéressant problême. Comme première règle, le médecin aura à rechercher s'il s'agit d'un trouble fonctionnel, ou s'il s'agit d'une lésion matérielle appréciable ; puis, étant reconnue l'absence de toute lésion organique, chercher si on a affaire à l'hystérie, à une autre névrose ou à une autre cause générale (dystrophie, intoxications chroniques, etc.).

La connaissance des synergies morbides habituelles, l'absence de certains symptômes, l'isolement du phénomène

(1) Traite des névroses, p. 1011 et suivantes. Huchard et Axenfeld.

douleur, l'immunité de la nutrition générale, la non-exis-
tence de perturbations fonctionnelles simultanées ou consé-
cutives qui devraient fatalement se montrer, tout cela rap-
proché des résultats négatifs de l'exploration légitimera de
fortes présomptions en faveur d'accidents névropathiques.

L'étiologie, les antécédents héréditaires et personnels,
l'examen de l'individualité morale et intellectuelle du sujet
fourniront des renseignements précieux.

Le fait de l'exacerbation des troubles hystériques sous
l'influence des causes morales était pris en grande considération par Sydenham et de nos jours par Briquet.

« Le développement tumultueux des symptômes qui, s'ils
résultaient de quelque lésion d'organe, ne devraient se développer qu'avec lenteur et ne s'accroître que par degrés,
voilà, disent MM. Axenfeld et Huchard, une donnée des
plus importantes pour le diagnostic de la névropathie, surtout si l'on y ajoute l'inégale intensité du phénomène com-
paré à divers moments, et parfois à quelques heures d'intervalle ; à plus forte raison s'il y a intermittence complète, ce
qui est loin d'être rare. »

On aura, dans les cas douteux, égard à la multiplicité des
symptômes nerveux, coïncidant avec la persistance d'un
état satisfaisant de la nutrition. Nous rappellerons que
M. Bouchard, en présence d'une hystérique phthisique,
atteinte de vomissements incoercibles, attribua ces vomissements à l'élément névrosique, se fondant sur ce fait important, que malgré la durée et l'abondance des vomissements,
malgré la maladie constitutionnelle, l'état général s'était
merveilleusement maintenu après cette longue période d'i-
nanition.

La mutabilité des symptômes, l'intensité excessive de

quelques-uns de ces phénomènes, leur bizarrerie et leur irréductibilité aux lois de la pathologie ordinaire, constituent encore de précieux éléments de diagnostic. Enfin, nous citerons la concomitance de certains accidents de la névrose : spasmes, attaques convulsives, anesthésies ou analgésies, rachialgies, myosalgies, troubles des sens. Notons aussi la quiétude avec laquelle les malades assistent aux manifestations prolongées de leur névrose.

L'anesthésie de la' luette et de l'épiglotte a été signalée par Chairou en 1870 et par Barlow (1) en 1878, comme un symptôme important de l'hystérie. Il relate à ce propos l'observation d'une jeune fille de 17 ans, qui lui fut amenée à l'hôpital par sa mère pour des ménorrhagies de durée anormale. Un'empirique lui avait conseillé du cannabis indica, dont l'usage fut d'après elle suivi d'amélioration. Quinze jours après la jeune fille revint se plaignant de vomissements incoercibles apparus sans cause plausible, et des remèdes variés lui furent administrés les uns après les autres sans aucun bénéfice, quoique la malade gardât tout son embonpoint. Soupçonnant un vomissement hystérique, il recherccha l'anesthésie et la trouva très marquée aux deux bras et dans la gorge. La suite confirma son diagnostic : la malade fut subitement affectée de paralysies diverses. Reçue à l'hôpital, la malade bénéficia doublement du changement de milieu et du traitement par les bols nutritifs, car le troisième jour elle demandait de la nourriture et cessait immédiatement de vomir.

Cependant on se souviendra que cette analgésie se retrouve dans bien d'autres affections (épilepsie, saturnisme, alcoolisme, etc.), et qu'elle est aussi la conséquence de l'ingestion

(1) Barlow. Med. Times, 1878.

des bromures, des gargarismes astringents. Sydenham et Robert Whytt avaient déjà observé les étroites relations et les affinités qui existent entre l'hystérie ou l'état nerveux, et le rhumatisme et l'arthritisme, diathèses éminemment congestives, dont les manifestations servent souvent d'appel à celles de la névrose (Potain, Huchard).

La connaissance de ces faits établira dans quelques cas une présomption de plus en faveur de la coexistence possible de l'hystérie chez un sujet arthritique ou rhumatisant.

Le *diagnostic différentiel* de la variété, en ce qui concerne les vomissements hystériques, s'appuiera encore sur les considérations suivantes :

Les vomissements supplémentaires de l'excrétion rénale seront soupçonnés s'ils s'accompagnent de dysurie, de diminution dans la proportion de l'urée dans les urines et si celle-ci figure dans les vomissements.

Les vomissements par inhibition vitale sont conciliables avec une persistance si considérable du bon état général que l'on pourra souvent, par cette seule considération, soupçonner cette cause, comme nous l'avons vu dans le cas de M. Bouchard, signalé plus haut à propos d'une phthisique.

Empereur signale deux particularités qui lui permettraient, d'après lui, de reconnaître à première vue les vomissements hystériques : 1° les aliments rendus seraient peu modifiés ; 2° l'acte du vomissement s'accompagnerait d'un bruit de glougou spécial aux hystériques et aux alcooliques.

Quoi qu'il en soit, les vomissements hystériques se font la plupart du temps sans douleur, facilement et sans éveiller d'inquiétude chez la malade.

En ce qui concerne l'œsophagisme, la brusquerie dans le

début de la maladie peut être et doit être un élément de
diagnostic et indiquer qu'il s'agit d'un rétrécissement spasmodique et non d'un rétrécissement organique. M. Huchard
fait avec raison observer que ce signe important peut parfois aussi devenir une cause d'erreur, et comme l'a fait remarquer Follin, il y a déjà longtemps, le début de l'affection est tellement brusque que, s'il a lieu pendant le repas,
on peut croire à la présence d'un corps étranger arrêté
dans l'œsophage. Nélaton a cité plusieurs exemples où cette
erreur a été commise, et celle-ci peut être d'autant mieux
entretenue dans l'esprit du médecin que le doigt porté dans
le pharynx peut aisément prendre pour un corps étranger
le bout supérieur de la corne de l'os hyoïde.

Or, sans attendre que la marche de la maladie, avec ses
allures capricieuses, sa disparition et ses retours soudains,
vienne démontrer l'erreur, il convient de faire immédiatement le diagnostic. Dans les cas douteux, le cathétérisme
œsophagien est le seul moyen qui puisse l'assurer.

Quant à la part que prennent la simulation, l'imagination
et la perversion de la volonté dans certains faits, elle se
dévoilera souvent elle-même par les excentricités dont les
incidents pathologiques seront agrémentés. En règle général, le médecin doit se garder, s'il éprouve de l'étonnement
des faits qu'il observe, de le manifester en présence de la
malade. L'étonnement et l'admiration de l'entourage et du
médecin en particulier sont des excitations à l'esprit de
simulation et suggèrent à l'hystérique les pires supercheries. Ecoutons M. le professeur Charcot : « Voici, en général, comment les choses se passent : L'anurie ou l'ischurie
avec les vomissements existent seuls pendant un certain
temps et le phénomène est réduit par conséquent à sa plus

grande simplicité. Mais bientôt, principalement si les accidents semblent exciter l'intérêt et la curiosité des médecins, de l'urine pure sera expulsée par les vomissements en quantité considérable ; il en sortira par les oreilles, par le nombril, par les yeux et même par le nez, ainsi que cela eut lieu dans un fait récent. Enfin, si l'admiration est poussée à son comble, il s'y joindra peut-être des vomissements de matières fécales. »

L'une des causes les plus insidieuses d'erreur est constituée par l'existence des synergies morbides qui rendent l'estomac solidaire des affections des autres organes. Or, parmi toutes, les affections de l'utérus occupent chez la femme le premier rang (*vomissements réflexes*).

Le diagnostic causal, est d'autant plus précaire que non seulement il suffit, pour causer les vomissemsnts, d'une lésion très légère absolument impossible à soupçonner, mais qu'encore on a souvent affaire à des filles vierges ou supposées telles, ce qui, dans la pratique, rend souvent l'interrogatoire épineux, impose au médecin une grande réserve et restreint nécessairement les ressources de l'exploration. Bennet (1) a relaté un cas de vomissements incoercibles survenus chez une jeune fille hystérique et vierge. Plusieurs médecins successivement appelés entreprirent en vain la cure de ces vomissements qui résistaient à toutes les médications connues, l'état devenait tres grave, et la famille désolée, accusant l'hystérie ne savait où se tourner. Elle manda Bennet, qui mettant de côté toute réserve, pratiqua complètement l'examen méthodique des organes génitaux. Il trouva de légères ulcérations du col, et de la vulvo-vaginite

(1) Bennet. Lancet, 1868, t. II.

dont le traitement amena rapidement la guérison et fit en même temps cesser les vomissements attribués à tort à l'hystérie. Aussi Bennet recommande-t-il au praticien de renoncer à toute fausse honte et de pratiquer hardiment l'examen de la jeune vierge par le doigt et le spéculum, et de s'assurer dans tous les cas de vomissements de la vraie cause qui aurait échappé au confrère trop timide.

Aman de Munich relate un cas à peu près analogue (1). Le conseil de Bennet est sujet à de grandes réserves, un péril imminent pourrait seul légitimer des manœuvres qu'en toute autre circonstance l'honneur professionnel désapprouve. Cependant quelquefois l'examen pourra être pratiqué sans dommages grâce à l'imbibition considérable de l'hymen par les produits leucorrhéiques ; on pourra aussi, suivant le conseil de M. Huchard, essayer du toucher rectal qui permettra toujours de constater certains déplacements utérins, moins rares qu'on ne le pense chez les jeunes filles et capables de déterminer les accidents nerveux les plus intenses et les plus rebelles.

Lorsque chez les hystériques les vomissements coïncident avec la possibilité d'une grossesse au début, le diagnostic devient pour un temps impossible, et force est au médecin d'attendre l'événement. M. Roques observe en ce moment une malade pour laquelle la difficulté se présente. Il a bien voulu nous permettre de citer le fait. Voici l'observation de cette malade recueillie par l'obligeant intermédiaire de M. Girod, interne du service.

(1) British med. chir. Review., 1873.

OBSERVATION XII.

Chloro-hystérie. Accidents gastriques.

D... (Lucienne), 17 ans, brodeuse, entre le 9 janvier 1883 à l'hôpital Tenon, dans le service annexe de M. Roques, salle première, droite, n° 28.

Antécédents. — Son père est vivant et bien portant.

Sa mère est morte depuis plusieurs années d'une maladie de cœur, après avoir présenté à plusieurs reprises des antécédents hystériformes.

Frère et sœurs bien portants.

La malade aurait eu de l'éclampsie infantile vers l'âge de 1 an : les renseignements à ce sujet sont douteux.

Elle a présenté, il y a deux ans, à l'occasion de l'établissement de la menstruation, des manifestations hystériques non douteuses, qui se sont renouvelées ou ont persisté jusqu'ici : bizarrerie, pleurs et rires sans motif, petites attaques, avec sensation de boule, strangulation, cris, agitation convulsive sans perte de connaissance complète.

Il y a eu l'an dernier une courte période d'aphonie. La menstruation a été irrégulière, se supprimant à plusieurs reprises pendant deux à trois mois, sans cause apparente, sans phénomènes douloureux, plus souvent encore il y a eu de la leucorrhée.

La malade a pris un peu de bronchite il y a quinze jours.

Enfin et surtout elle a présenté depuis bientôt trois ans des vomissements, revenant d'une façon intermittente sous forme de véritables crises de plusieurs semaines de durée : c'est même actuellement la plus saillante des manifestations morbides qui l'amènent à l'hôpital.

État actuel. — La malade présente l'aspect extérieur de la chlorose. Elle a d'ailleurs des troubles nombreux pouvant s'y rapporter, en particulier palpitations légères, léger souffle systolique de la base, souffle dans les vaisseaux du cou, irrégularités d'appétit, constipation, urines claires, leucorrhée, etc.

Les signes d'hystérie ne sont pas moins marqués : outre la bizarrerie et autres modifications du caractère, besoin de se plaindre, de tromper, grande facilité de rire et de pleurs au plus léger motif, on trouve des douleurs pseudo-névralgiques très variables, très mobiles et surtout de l'ovarie gauche très manifeste ; la douleur ovarienne est spontanée, mais surtout exagérée à la pression, sans que cette exploration détermine d'attaque.

Il y a une abolition.bi-latérale et presque uniforme des diverses sensibilités sans troubles des sens.

Le symptôme dominant dans l'altération de la fonction digestive est le vomissement qui a reparu depuis quatre mois, avec des périodes d'accalmie de quelques jours, d'ailleurs très irréguliers.

Il présente aujourd'hui les mêmes caractères qu'il a toujours offerts, survenant à chaque repas, immédiatement après l'ingestion d'une partie alimentaire, quelle qu'elle soit, solide ou liquide, pour cesser dans la période inter-digestive, sans douleur, sans effort, sans caractère convulsif, sans nausée prémonitoire. Il reste seulement à la suite un peu de malaise, de dégoût. Les matières vomies sont représentées par les aliments qui viennent d'être ingérés, mais n'en représentant qu'une partie.

Il n'y a jamais rien eu qui ait ressemblé à une hématémèse.

La malade accuse quelques crampes d'estomac survenant surtout le matin et sans coïncidence avec les repas et les vomissements. L'épigastre n'est pas douloureux à la pression. Il y a souvent du ballonnement du ventre, rapide et fugace.

Les règles sont supprimées depuis deux mois et demi sans cause apparente, sans douleurs à l'époque de leur retour présumé, sans leucorrhée ; l'exploration dans le sens d'un état gravide, d'ailleurs improbable, n'a rien fait découvrir.

On constate dans les deux poumons quelques râles humides d'une bronchite en pleine résolution.

Prescription. Lait, petite dose d'opium, sous forme de sirop de codéine, le reliquat de bronchite fait ajourner l'usage de l'hydrotherapie.

12 janvier. Les vomissements ont persisté, avec les mêmes caractères, sans autres manifestations morbides, sans attaques d'hystérie.

Le 16. Pas de vomissements hier. Ils ont reparu ce matin.

Le 18. La malade accuse une assez vive douleur de gorge, sans signes objectifs d'angine.

Badigeonnage avec une solution morphinée. Potion au bromure de potassium en place d'opium.

Le 22. Persistance de vomissements tous les jours.

Le 24. Un peu de douleur lombaire avec pesanteur. Pas de vomissements, légère diarrhée.

Le 25. Pas de vomissements, règles apparues, un peu douloureuses, normales de couleur, plutôt profuses dans cette première journée.

Comme on le voit, il a fallu attendre l'événemeut pour faire le diagnostic. Aujourd'hui, l'apparition des règles crée de fortes présomptions en faveur de l'hystérie.

En tous cas, il ne faudrait pas commettre l'erreur inverse qui consisterait à prendre pour des vomissements hystériques, des vomissements incoercibles de la grossesse.

Traitement. — Dans le cours de cette thèse, nous avons déjà eu l'occasion de noter combien sont infidèles tous les médicaments connus lorsqu'il s'agit d'hystérie; c'est qu'il y a là un élément qui nous échappe; l'hystérie est toujours présente qui souvent rend vaines toutes nos tentatives thérapeutiques les plus rationnelles et couronne de succès, au contraire, les efforts sur l'efficacité desquels on comptait le moins, ce qui confirme cette proposition que nous avons souvent entendu formuler par M. Huchard, « Dans la thérapeutique de l'hystérie, tout réussit et rien ne réussit. »

Il est constant cependant que certaines variétés de vomissements, cèdent à un traitement rationnel, mais il n'en est pas toujours ainsi. Nous avons noté la puissance du traitement moral, nous n'y reviendrons pas, c'est dans ces cas surtout qu'on peut justement répéter l'aphorisme. « Naturam morborum curationes ostendunt. »

1° Dans les vomissements par atonie gastrique, la glace, la strychnine, la noix vomique, l'ergot, les quassiées et les amers vrais en général sont indiqués, de même la faradisation de la paroi épigastrique.

2° Les vomissements par trouble sécrétoire, par gastrorrhée, appellent l'emploi des absorbants; les lavages de l'estomac par le tube Faucher peuvent rendre alors de très grands services.

3° Mais pour certains vomissements anuriques, la théorie et l'expérience ne sont plus toujours d'accord. Empereur dit, il est vrai, avoir constaté, dans le service de M. Bouchard, de bons résultats des médicaments à désassimilation, tels que l'iodure de potassium dans les vomissements inhibitoires.

Wilberforce Smith conseille la diète pour les éléments azotés et en vante l'efficacité autant dans les vomissements nerveux que dans les vomissements organiques.

Mais comment concilier ces résultats théoriques avec les faits qui suivent, si l'on n'invoque pas aussi un élément nerveux insaisissable qui domine toutes les manifestations de l'hystérie ?

M. Dujardin-Beaumetz, observant les résultats satisfaisants qu'obtenait M. Debove du gavage des phthisiques qui vomissaient sans que l'on pût souvent invoquer ni lésion stomacale ou nerveuse, ni influence mécanique, eut l'idée d'appliquer ce mode de gavage à des hystériques alors en traitement dans son service pour des vomissements incoercibles.

Les résultats qu'il obtint nous engagèrent à choisir d'abord l'exposition de ces faits pour sujet de thèse, et ce n'est que plus tard, sur les bons conseils de M. Huchard, qu'élargissant notre cadre, nous entreprîmes l'étude d'ensemble de l'hystérie gastrique.

Le traitement des vomissements hystériques par le gavage fut ensuite essayé dans les services de MM. Charcot et Huchard. M. le Dr Ballet, MM. Marie, interne de M. Charcot, Auvard, interne de M. Dujardin–Beaumetz, Tissier, interne de M. Huchard, Toupet, interne de M. Sevestre ont bien voulu me communiquer ces observations, ou m'autoriser à les recueillir, je saisis cette occasion pour les en remercier bien cordialement.

L'interprétation des faits est très difficile ; comment expliquer la suppression des vomissements par la suppression du troisième temps de la deglutition, et la reprise du mouvement vital par l'introduction directe du nutriment dans un ventricule sain. Nous ne l'entreprendrons pas, nous contentant d'exposer les faits après avoir fait observer toutefois que les précautions ont été rigoureusement prises pour se mettre à l'abri de la simulation.

OBSERVATION XIII.

Vomissements hystériques traités par le gavage.

Sim..., âgée de 19 ans, vient à la consultation de la Salpêtrière en juin 1881. A cette époque, la malade se plaint d'acces de *toux*, alternant avec du hoquet suivi lui-même tantôt de simples éructations, tantôt (après les repas) de vomissements. Apres plusieurs alternatives d'amélioration et d'aggravation, la malade, en février de cette année, se décide à entrer à l'hôpital pour s'y soumettre à un traitement plus rigoureux que celui qu'elle a pu jusqu'alors suivre au dehors. Nous constatons à ce moment les symptômes d'une hystérie positive : 1° des points d'hyperesthésie dans la région ovarienne gauche, le long de la colonne vertébrale, entre les quatrième et sixieme vertebres dorsales, au-dessous du sein gauche ; 2° une hémianesthésie gauche avec plaques d'hyperesthésie. De temps en temps, la malade a encore sa toux nerveuse, son hoquet, et de rares attaques d'*hysteria minor.*

Le fait le plus saillant est une intolérance presque absolue de l'estomac pour tous les aliments solides ou liquides. A peine la malade a-t-elle avalé un verre d'eau, de vin, de lait qu'elle le rejette aussitôt à peu près en entier. Après avoir fait exercer une surveillance rigoureuse pour être bien convaincu de la réalité des symptômes accusés par Sim..., nous instituons d'une façon méthodique l alimentation artificielle.

Le 17 février. On introduit en une seule fois dans l'estomac, à l'aide du tube, un litre de lait : la malade le vomit presque aussitôt.

Le 18. Même épreuve ; même insuccès.

Le 19. On administre seulement un demi litre de lait ; même insuccès.

Le 20. Le lait est pris toujours au moyen du tube, verre par verre, avec un intervalle entre chacun de ces derniers ; pas de vomissement.

Le 21. Même expérience, même résultat.

Le 22. Le malade prend deux litres de lait de la manière suivante :

2 verres	à midi,	Sans le tube.	Vomissement.
2 —	a 4 heures,	Avec le tube.	Pas de vomissement.
2 —	à 6 heures,	Sans le tube.	Vomissement.
2 —	à 8 heures,	Avec le tube.	Pas de vomissement.

Le 23. Même expérience ; mêmes résultats.

2 verres	a midi	Sans le tube.	Vomissement.
2 —	a 1 heure.	Avec le tube.	Pas de vomissement.
2 —	à 6 heures,	Sans le tube.	Vomissement.
2 —	à 8 heures,	Avec le tube.	Pas de vomissement.

Le 23. La malade prend 3 litres de lait comme suit :

2 verres	à 10 heures,	Sans le tube.	Vomiss. d'une grande partie.
2 —	à 12 heures,	Avec le tube.	Pas de vomissement.
2 —	a 2 heures,	Sans le tube.	Vomissement.
2 —	à 4 heures,	Avec le tube.	Pas de vomissement.
2 —	à 6 heures,	Sans le tube.	Vomissement.
2 —	à 8 heures,	Avec le tube.	Pas de vomissement.

Le 24 :

2 verres	à 10 heures,	Par le tube.	Pas de vomissement.
2 —	à 1 heure,	—	Id.
2 —	à 4 heures,	—	Id.
2 —	a 6 heures,	—	Id.
2 —	a 8 heures,	—	Id.

Deniau.

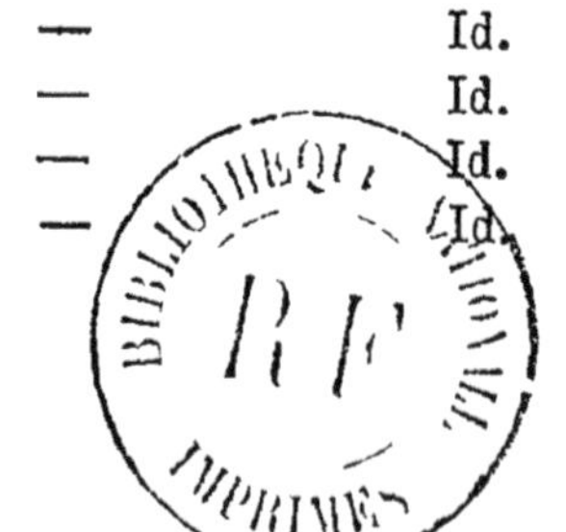

7

Le 25. Même expérience ; même résultat.

Le 26 :

2 verres à 9 heures,   Avec le tube.   Pas de vomissement.
2   —   à 11 heures,   Sans le tube.   Vomissement.
2   —   à 1 heure,   Sans le tube.   Vomissement.

Dès lors on continue à pratiquer l'alimentarion par le tube exclusivement.

A partir du 3 mars, on introduit journellement dans l'estomac de 3 à 6 litres de lait, 2 œufs, une cuillerée de jus de viande.

Au début du traitement le gavage est suivi de pesanteur d'estomac et de constipation.

A partir du 5 mars, la malade essaye de manger seule et n'a aucun vomissement, dès lors le gavage est abandonné.

Les vomissements sont rares et toujours partiels.

Voici la progression des urines :

Du 17 février au 2 mars. Ischurie très marquée.

Le 2 mars, 300 grammes. Le 3 mars, 200 grammes. Le 4 mars, 1300 grammes.

Du 7 au 9 mars, la quantité varie entre 300 et 400 grammes.

Du 9 au 15, elle atteint journellement 500 grammes. A partir du 15, elle oscille entre 600 et 800 grammes par jour. Après le traitement la malade avait gagné en poids 4 kilogrammes depuis son entrée.

Le hoquet a complètement cessé.

L'observation suivante est relative à un cas de gastralgie hystérique ; nous la consignerons ici par anticipation :

OBSERVATION XIV.

Gastralgie. Vomissements par hyperesthésie traités par le gavage.

Pauline L..., 18 ans. *Antécédents héréditaires.*— Mère un peu nerveuse. Une tante de la malade est atteinte de la paralysie agitante. Une autre a des crises nerveuses durant lesquelles elle perd connaissance et s'arrache le cou avec les ongles, comme si elle voulait enlever un poids qui l'oppresse. Une troisième a eu des attaques pendant lesquelles elle se roulait par terre, écumait et se mordait la langue.

Antécédents personnels. — Convulsions dans l'enfance. La malade prétend avoir eu, étant toute jeune, la rougeole et la scarlatine ; elle s'est toujours plaint de maux d'estomac ; mais au début, elle ne vomissait pas.

Début. — Il y a trois ans, à la suite d'une fièvre typhoïde, les douleurs d'estomac sont devenues très vives. Au mois de juin 1879, il y eut une exacerbation brusque des phénomènes. Alors, apparurent des borborygmes, du ballonnement du ventre et. une constipation opiniâtre Au bout de trois mois, survinrent les premiers vomissements. Les aliments étaient rejetés après avoir été ingérés, quelquefois même. immédiatement après la déglutition ; ces aliments étaient mêlés de matières glaireuses. Pyrosis La malade se plaignait en outre de douleurs épigastriques continuelles, prenant quelquefois le caractère lancinant. Pendant l'hiver, l'état est resté sensiblement le même. Pauline L.. a eu une éruption qu'elle d'écrit assez mal, et qui été caractérisée par des papules nombreuses, disséminées par tout le corps et produisant une vive démangeaison (probablement l'urticaire). Une première fois, l'éruption a duré 8 jours ; deux mois après, éruption semblable qui dura 4 jours.

A peu près à l'époque où apparurent les premiers vomissements, survinrent des symptômes d'une autre nature : les attaques nerveuses. Vers le mois de septembre 1879, un jour, vers midi, la malade ressentit une douleur au creux épigastrique, puis, une sensation de boule qui remontait jusqu'a la gorge ou elle produisit un sentiment de constriction, d'étouffement, à la suite duquel Pauline L . perdit connaissance. La malade ne s'est pas débattue, mais elle parlait, disant qu'elle voyait la Vierge et récitait des prières. Au bout d'une quart d'heure environ, elle revint à elle, ne gardant le souvenir que de la douleur et des étouffements qui avaient précédé l'attaque. Le lendemain, nouvelle attaque, et, pendant 4 où 5 mois, la malade en avait souvent plusieurs par jour, toutes calquées sur le modèle de la précédente. Depuis un mois, la malade a régulièrement une crise par jour et toujours à 7 heures du soir. C'est pour ces attaques qu'elle entre a l'hospice.

Etat actuel. — Obtusion de la sensibilité générale des deux côtés. Pas d'achromatopsie. Points douloureux sous le sein gauche et au niveaux des deux ovaires. Le lendemain de son entrée, à 7 heures du soir. on constate les phénomènes suivants : la malade etant au lit, les yeux fermés, prononce quelques mots incohérents, appelle la Vierge ; on fait cesser le tout en jetant un peu d'eau fraîche au vissage. Menstruation irrégulière depuis 2 ans seulement. Ménorrhagie pendant 48 heures tous les 2 ou 3 mois.

Pauline L... se plaint de douleurs vives au creux épigastrique, et, depuis longtemps déjà, elle vomit tout ce qu'elle prend.

30 avril. On la met au régime lacté : les vomissements persistent.

1er mai. On introduit dans l'œsophage le tube Faucher et on fait ainsi absorber à la malade, dans la journée, un litre de lait qu'elle ne vomit pas.

Le 2. Même quantité et même résultat.

Le 3. La malade absorbe 3 litres de lait par le tube Faucher sans en rien vomir.

Les 4 et 5. Quantité égale et résultat identique.

Le 6. On fait absorber un seul verre par la bouche, il est immédiatement rendu, et 3 litres par le tube qui sont parfaitement gardés.

Le 7. Trois litres de lait par le tube sans vomissements.

Le 8. 2 verres par la bouche qui sont aussitôt retournés et 2 litres par le tube qui sont gardés.

Le 9. Elle prend 3 litres par le tube sans vomissements.

Du 9 au 16 la malade absorbe chaque jour, au moyen du tube Faucher, plusieurs litres de lait et le digère à merveille sans en rejeter la moindre partie.

A partir du 16 mai le lait directement ingéré par la bouche est bien toloré.

OBSERVATION XV.

Hystérie. Vomissements incoercibles. Gavage.

Alexandrine Deri... 19 ans, présente tous les attributs extérieurs de l'hytéricisme. Elle a déjà, il y a deux ans, été reçue dans le service de M. Dujardin-Beaumetz à l'hôpital Saint-Antoine pour névralgie mammaire. Elle présente, au moment où nous la voyons tous les symptômes d'une hystérie non convulsive. Boule hystérique, agitation, anesthésie presque complète marquée surtout du côté gauche, palpitations, menstruation irrégulière, leucorrhée entre les époques, règles longues et abondantes, pas d'auurie ; névralgies faciale et du cuir chevelu ; l'acuité visuelle est diminuée, mais il n'y a pas d'achromatopsie. Cette malade n'a jamais eu d'attaques d'hystérie ; mais le sommeil léthargique est des plus faciles à provoquer, au point qu'elle répond toujours sans regarder en face.

Quinze jours avant son entrée à l'hôpital, la malade est prise de vomissements incoercibles qui se répètent à tous les repas. Le lundi 1er mars elle entre à l'hôpital dans le service de M. Beaumetz. Les vomissements se reproduisent d'une façon permanente et la malade qui ne peut rien garder a maigri assez rapidement.

Le 19 mars on commence le gavage, on indroduit dans l'estomac un litre de lait, deux jaunes d'œuf, et 150 grammes de viande crue hachée ; la malade a vomi une petite partie du gavage. Pour le pratiquer on s'est servi de la sonde proposée par M. Debove.

Le 20. Gavage avec vomissement partiel.

Le 22. On fait précéder le gavage d'un lavage par le tube Faucher ; le gavage est gardé tout entier.

Le 23. Même opération, même résultat.

Le 24, Le gavage du matin a été gardé, mais ayant voulu prendre quelque chose par la bouche le soir, la malade vomit. Le gavage est suivi de quelques douleurs de ventre et de constipation.

Le 25 Par de gavages, vomissement de tout ce qui est pris dans la journée.

Le 26. Pas de gavage, la malade garde un verre de lait pris par la bouche, mais vomit tout autre chose.

Le 27. La malade qui redoute le gavage fait pour se nourrir les tentatives suivantes : elle prend sans gavage :
Un premier déjeuner à 6 heures du matin, vomi.
Une soupe, à midi — vomie.
Un peu de viande, à 5 heures — vomie.
Un peu de salade, à 7 heures — vomie,
Un peu salade, à 8 heures — vomie.

Le 28. A 6 heures du matin, Un verre d'eau de Rubinat qui est gardé ; un bouillon à midi, gardé également, mais elle vomit son repas du soir.

Le 29. Alimentation par le tube où on indroduit :

Nutricine Morride........ 250 grammes
Lait............. .... 800 grammes

le tout est gardé.

Le soir elle prend seule un potage qui est retourné aussitôt.

Le 30. Gavage, gardé malgré quelques nausées, constipation opiniâtre, trois grands verres d'eau de Rubinat sont restés sans effet.

Les 1ᵉʳ 2 et 3 avril. Gavage. Un peu de pesanteur d'estomac, pas de vomissements.

Le 4. Pas de gavage. Vomissements.

Les 5 et 6. Pas de gavage. La malade a pu conserver un peu de lait, mais le soir elle vomit son repas.

Les 7 et 8. Garde son lait du matin pris par la bouche, mais vomit toujours le repas du soir.

Les 9 et 10. Pas de gavage; peut seulement conserver un peu de bouillie.

Le poids du corps à l'entrée qui était de 52 kil. 800 est aujourd'hui de 54 kil. 400.

Le 11. Pas de gavage. Vomit tout, moins un peu de bouillie.

Les 12 et 13. Pas de gavage. Pas d'alimentation.

Le 14. Le gavage est pratiqué avec poudre de viande, 350 grammes. Bouillon 500 grammes. Légère vomiturition en enlevant le tube. Poids 53 kil. 800.

Le 16. Diarrhée, mouvement fébrile; pas de gavage.

Le 17. A partir de ce jour, le gavage n'est plus pratiqué. La malade garde certains aliment légers, notamment du lait et de la bouillie qu'elle ne vómit presque jamais depuis le début du traitement.

Le 26. Le poids est revenu à 52 kilogr. 900 gr., les urines n'étant pas analysées non plus que les vomissements, il est difficile de dire si dans ce cas il n'y avait pas une diminution plus ou moins sensible des urines. La malade n'a jamais observé de troubles du côté de la fonction de la miction.

A partir du 28, la malade cesse de vomir régulièrement. Le 2 mai, elle tombe sans connaissance dans la salle, et, en se réveillant, se trouve atteinte d'une paraplégie complète qui s'améliore rapidement. Exeat le 15 mai.

OBSERVATION XVI.

Hystérie. Vomissements incoercibles traités avec succès par le gavage.

Marie B..., 22 ans, se présente le 9 mars 1882 pour des vomissements incoercibles.

Antécédents. — Paraît indemne d'hérédité nerveuse, fièvres dites intermittentes pendant deux mois à l'âge de 10 ans?

Vers 20 ans, tænia qui l'aurait rendue très malade. Guérie depuis deux ans.

A la suite de ce tænia, phénomènes dyspeptiques, nausées, céphalalgie, vomissements alimentaires survenant toutes les deux heures environ et qui duraient pendant huit, dix, quinze jours puis disparaissaient pendant un mois à six mois pour revenir ensuite.

La malade nie avoir eu des attaques ou d'autres phénomènes nerveux.

Son traitement comprenait néanmoins du bromure, potion de Rivière, opium, pepsine, vésicatoires morphinés sur le creux épigastrique, emplâtre de belladone, principaux amers, eaux minérales et gazeuses, glace, etc.

Les vomissements ont reparu vers le mois d'octobre, se répétant tous les jours, puis ont cessé vers le 15 décembre dernier.

La malade a tout l'habitus des neurasthéniques. Elle est de plus anémique. Un peu d'hyperesthésie.

Le 8 mars, veille de l'entrée a l'hôpital, les vomissements commencent.

Ils ont lieu dès le début du repas, le premier bol alimentaire est immédiatement rejeté. Tout solide, tout liquide, même les bonbons, sont immédiatement retournés.

Le palper épigastrique est douloureux; toutefois, la malade n'accuse pas de grandes douleurs spontanées.

La malade vient tous les matins se faire gaver. On y emploie quatre jaunes d'œufs et un litre de lait.

Le gavage est pratiqué du 9 au 20 mars toujours avec un égal succès. Il détermine de la pesanteur d'estomac et de la constipation. Le dîner n'a pas lieu le soir.

Mais l'emploi du même tube pour le gavage des autres malades répugnant à Marie B..., elle ne se soumet à l'opération qu'à contre-cœur, et, le 28 mars, elle cesse de venir.

OBSERVATION XVII.

Hystérie. Gastralgie. Vomissements. Gavage.

Amélie Sal..., couturière, 28 ans, entrée le 1er mai dans le service de M. Dujardin-Beaumetz.

Pas d'hérédité. Bien portante jusqu'à 16 ans. A 16 ans, mariage; à 17 ans, accouchement difficile, suites de couche longues, métrorrhagies de deux mois de durée.

A partir de ce moment, règles irrégulieres, douloureuses. Il y a trois ans, chute dans un bassin pendant la période menstruelle; arrêt des règles.

Depuis cet accident, règles irrégulières, douleurs dans le ventre, règles peu colorées. N'a jamais eu d'attaques de nerfs. En juillet 1881, vomissements tenaces. Anémie consécutive.

Samedi dernier 9 avril, apparition de vomissements précédes et accompagnés de douleurs épigastriques vives et suivies d'une recrudescence de ces douleurs.

Les vomissements sont constitués par des matièrer muqueuses, et verdâtres porracées. La gastralgie est très marquée, il y a en même temps douleur intercostale du côté gauche dans le dernier espace tout à fait. La pression de l'apophyse épineuse de la douzième dorsale augmente la douleur sous le mamelon gauche.

Au moment des vomissements, la boule hystérique se fait sentir. Nausées et hoquets depuis hier.

La sensibilité générale est irrégulièrement répartie. Ainsi il existe de l'anesthésie sur le côté dorsal de la main gauche, sur la partie postérieure de l'avant-bras et du bras gauche. A la partie antérieure il y simplement analgésie.

Le creux de l'aisselle est insensible. Les sens sont intacts, la sensibilité à l'électricité statique est un peu diminuée au mollet gauche.

2 mai. Depuis hier la malade, qui est tourmentée de hoquets et de nausées, a vomi encore environ 1 litre de matières porracées. Urines normales, constipation extrême, pas de selles depuis quinze jours.

Le 3. Mêmes phénomènes.

Le 4. Gavage avec poudre de viande. Le gavage est gardé. Apparition des règles. Douleur dans le ventre; pas de vomissements d'aucune sorte.

Le 5. A partir du 5, la malade a pu garder ses aliments, les vomissements sont suspendus.

Exeat le 15.

L'observation suivante est curieuse et montre, comme

M. Joffroy a bien voulu nous le faire observer, qu'à côté d'un élément organique dont la détermination est souvent hypothétique, il y a aussi un élément mental. Ainsi M. Joffroy a vu le gavage, tout moyen mécanique qu'il est, échouer chez certaines hystériques parce que la personne chargée de l'opération lui déplaisait, tandis qu'il réussissait parfaitement lorsque l'élève ˮchargé de la gaver lui agréait. Chez l'une d'elles, que le gavage amusait, celui-ci réussissait très bien, et elle vomissait tout ce qu'elle ne prenait pas par le tube, ce qui la rendait intéressante. M. Joffroy ayant volontairement cessé le gavage, elle se reprit à vomir; mais, quelque temps après, voyant qu'on ne s'occupait plus d'elle, elle se remit à manger comme tout le monde.

OBSERVATION XVIII.

Hystérie. Vomissements spasmodiques. Gavage.

La nommée Florc B..., âgée de · 14 ans, entre, le 9 décembre 1881, dans le service dirigé par M. Joffroy, à l'hôpital Tenon.

Aucun fait digne d'être signalé dans les antécédents héréditaires. Sa sœur cadette est nerveuse comme elle, et comme elle hystérique. Elle vécut en province jusqu'au 10 juin 1879, elle se portait bien, cependant elle aurait eu, vers l'âge de 13 ans, une attaque de rhumatismes.

Depuis son arrivée à Paris elle a toujours été maladive, elle a souffert beaucoup au moment de l établissement de ses regles en 1869. A chaque menstrue les douleurs revenaient fort vives.

C'est au mois d'avril 1881 qu'elle commence à vomir et, bien qu'elle eût bon appétit, a peine le repas fini, elle vomissait tout ce qu'elle venait de manger.

Elle se fit successivement admettre à l'hôpital des Tournelles, puis à l'Hôtel-Dieu; c'est à ce dernier hôpital qu'à la suite d'une émotion elle eut sa première attaque d'hystérie. A la même époque sa sœur cadette, entrée a l'Hôtel-Dieu pour une angine, avait également des attaques d'hystérie; toutes deux furent transférées à Sainte-Anne.

Notre malade y resta huit jours, les attaques cessèrent; mais l'estomac refusait toujours la moindre nourriture.

Au 1er juillet elle entre à la Salpêtrière; on la soumet à l'usage de la morphine, mais ses vomissements continuent; elle sort le 14. Admise de nouveau à l'Hôtel-Dieu, le 6 octobre, on la traite par la faradisation du creux épigastrique, mais sans aucun résultat. C'est alors qu'on procède au lavage régulier de l'estomac au moyen du tube Faucher, puis, au bout de quelques jours, M. Balzer l'envoie dans le service de M. Joffroy, à Paris.

La malade est de taille moyenne, assez bien développée et beaucoup moins maigre qu'on ne pourrait le supposer d'après son histoire.

Les membres ont conservé leur motilité et leur sensibilité. Pas de dyschromatopsie.

Les poumons sont sains; au cœur, souffle basal, à caractère non organique.

Les menstrues sont très irrégulières; dans l'intervalle il y a des pertes blanches, et depuis quelque temps légères cuissons au moment de la miction.

L'appétit est non seulement conservé, mais paraît même exagéré; la malade mange avec une certaine gloutonnerie, puis, à peine le repas terminé, elle vomit tout ce qu'elle vient de prendre ; aussi trouvons-nous chaque matin deux ou trois cuvettes remplies de la matière de ces vomissements.

Prescription. Douches froides, lait glacé. Pendant quatre jours les vomissements continuent. C'est alors qu'on reprend l'alimentation par le tube de Faucher.

On introduit deux fois par jour 1 litre de lait et 3 œufs dans la cavité stomacale après l'avoir préalablement lavée avec une solution de Vichy.

Pendant les premiers jours, aucun vomissement; le tube avait été introduit par M. Joffroy ou par un élève désigné. Celui-ci ayant été remplacé par un autre, la malade, qui avait mis de la répugnance à se laisser traiter par lui, vomit un quart d'heure après. Le surlendemain les aliments sont conservés. Les mêmes faits se répètent les jours suivants. Le nouvel opérateur est obligé de renoncer à introduire le tube ; les vomissements cessent.

20 novembre. La malade essaie de manger, elle vomit immédiatement; aussi lui défend-on de prendre rien sans le tube.

Le 21 et le 22. Pas de vomissements.

Le 23. Vomissements. La malade qui a dérobé du pain à sa voi-
sine est renvoyée.

L'observation ne mentionne pas si l'on a dirigé un traitement contre la vulvo-vaginite, et s'il existait ou non de la
métrite du corps utérin: cette lacune est regrettable; néanmoins elle met assez bien en lumière la part de l'élément
mental dans ces vomissements, où l'hystéricisme joue évidemment le rôle principal.

Après avoir signalé les avantages de la médication par
l'alimentation forcée, il nous faut, pour être impartial, signa-
ler tous ses inconvénients.

L'un des plus redoutables est certainement l'entrée des
aliments dans les voies respiratoires. Avec M. Desnos, nous
pensons que cet accident n'est pas dû à l'ingestion directe de
ces aliments dans la trachée, elle se fait par un autre mécanisme. Lorsqu'on introduit à la fois une trop grande quantité de matière dans un ventricule irritable, ou rétracté par
suite d'une longue privation d'aliment, il se peut faire qu'une
contraction se produise qui ne détermine pas seulement le
reflux des substances dans le tube, mais l'introduction des
liquides entre le tube et la paroi œsophagienne. Ceux-ci y
progressent de bas en haut par l'influence combinée de l'at-
traction capillaire, de l'appel déterminé par le vide que les
mouvements de la respiration produisent dans l'œsophage
dont le canal est béant, soit encore au moyen des contractions antipéristaltiques de l'organe, et arrivent ainsi partie
dans la bouche, partie dans le larynx, d'où suffocation et
production possible d'une pneumonie grave.

Il y a donc des cas d'intolérance absolue qui contre-indiquent l'emploi du gavage. M. Desnos en a rassemblé un certain nombre. Ces accidents peuvent être conjurés si l'on prend les précautions suivantes : N'introduire le liquide alimentaire que lentement en coupant l'opération par des temps d'arrêt et en n'injectant pas plus de deux tiers à trois quarts de litre du liquide nutritif en une seule fois. Essayer au préalable la tolérance de l'estomac et surveiller attentivement les temps d'arrêt ou les mouvements rétrogrades du liquide dans le tube vecteur.

Viennent en second lieu, parmi les désavantages de la médication, la difficulté de faire accepter aux malades l'introduction du tube Faucher. La longueur du tube, son diamètre volumineux, les nausées que son introduction détermine et souvent même les vomissements qui accompagnent la première séance d'introduction sont quelquefois des obstacles insurmontables à ce mode de traitement qui ne réalise point évidemment l'idéal du « tuto, concinne et jucunde » que rêvent les gens du monde et les hystériques indiciplinées en particulier.

Pour parer autant que possible à ces inconvénients et aux dangers signalés plus haut, M. Dujardin-Beaumetz a modifié le procédé de gavage. Il ne se sert plus du tube Faucher que pour opérer le lavage préalable de l'estomac. Pour le gavage il se sert d'un tube qui s'arrête à l'entrée de l'œsophage ; son calibre est assez petit. L'extrémité qui sort de la bouche est munie d'un bourrelet de caoutchouc qui empêche le tube d'être dégluti en entier. Celui-ci est relié à un vase à deux tubulures par un tube de caoutchouc de même calibre dont une partie est remplacée par un tube en verre, ce qui a l'avantage de permettre de suivre le mouvement de la colonne liquide qui pénètre dans l'œsophage. Le vase à deux tubulures contient le mélange alimentairé. A la tubulure supérieure s'adapte une poire en caoutchouc, pompe foulante qui comprime l'air du vase et détermine l'é-coulement du liquide que celui-ci contient, par la tubulure inférieure et le tube qui lui fait suite, qui aboutit à l'œsophage.

On peut ainsi faire progresser lentement ou rapidement le liquide alimentaire vers l'estomac ou bien en suspendre la marche dans le cas où, grâce au tube de verre, on observe-rait un reflux ou un arrêt dans l'écoulement du liquide vers l'œsophage.

Grâce à ce perfectionnement, le gavage devient notable-ment plus pratique et plus sûr. Il n'a pas encore été, que nous sachions, appliqué au traitement des vomissements nerveux (1).

Nous avons déjà signalé la pesanteur d'estomac qui suit l'introduction d'une trop grande quantité d'aliment dans l'estomac, ainsi que la constipation. Mais il est des cas où, soit par suite d'atonie gastrique, soit par une autre cause, l'alimentation forcée détermine des diarrhées incoercibles qui nécessitent la suppression de ce mode de traitement ou l'introduction des aliments légers tels que le lait, et de médi-caments indiqués contre la diarrhée.

Quant à l'efficacité du traitement dans le cas de cachexie avancée, c'est-à-dire lorsque l'anorexie et les vomissements datent de dix-huit mois, deux ans, elle paraît fort problé-matique. La lumière sur ce point n'est pas encore faite Lorsque ces malades en sont arrivés à l'inanition, on peut s'attendre à voir échouer tous les traitements.

(1) Bull. thérap., 15 juillet 1882

Nous avons entendu M. Guyot, en parlant de l'apparition de mouvements fébriles, avec frissons et douleurs cervicales consécutifs à l'opération du gavage, émettre l'idée qu'il se pourrait que ces symptômes se rattachassent à la production de lésions superficielles de l'œsophage et ne fussent que des manifestations d'une infection putride élémentaire.

La substitution des tubes mous aux sondes, l'emploi progressif des méthodes de douceur, l'adoption plus générale de l'appareil et du procédé de gavage de M. Beaumetz permettent d'espérer que les phénomènes peut-être dûment constatés, sur lesquels ces appréhensions se fondent, cesseront de se produire.

A côté de ces méthodes de traitement existent un grand nombre de moyens thérapeutiques dont les plus simples pourront rendre souvent d'éminents services, tels que l'opium, la glace, le lait, l'eau gazeuse, etc.

Le lait notamment mérite d'être signalé; et dans un cas nous l'avons vu suffire à arrêter des vomissements nerveux chez une hystérique.

Les vomissements hystériques sont justifiables encore d'un autre mode de traitement proposé par M. Apostoli, nous voulons parler de la galvanisation des nerfs vagues; mais, comme ce moyen nous paraît surtout indiqué lorsque ces nerfs sont directement en cause, nous n'en parlerons qu'à propos des vomissements par pneumogastralgie.

V. VOMISSEMENTS DE SANG.

Les hématémèses hystériques peuvent être rangées dans les trois catégories suivantes établies par M. Rathery (1).

Une première catégorie dans laquelle les hématémèses remplacent les règles absentes (hématémèses vicariantes, supplémentaires); une deuxième dans laquelle les hématé-mèses coïncident avec les règles qui sont peu abondantes (hématémèses menstruelles); enfin, dans une troisième ca-tégorie, les hématémèses sont absolument indépendantes de la menstruation, qui est régulière et normale, elles survien-nent en dehors des périodes cataméniales, le plus souvent à la suite d'attaques convulsives. Dans celle-ci se rangent tou-tes les hémorrhagies non organiques qui surviennent aussi bien chez les hommes hystériques que chez les femmes. Sans doute elles sont rares chez les hommes, parce que l'hysté-rie elle-même y est exceptionnelle, mais elles existent. Plu-sieurs cas en ont été cités. Bouloumié les a observées sous forme d'épistaxis chez un sujet hystérique de 10 ans; ces épistaxis étaient périodiques, revenaient tous les mois. Nous-même avons eu l'occasion de les observer chez un sujet mâle, en proie à des attaques d'hystéria minor, chez lequel une abondante régurgitation sanglante succédait immédia-tement à chacune de ses nombreuses attaques. On les a ob-servées également à la suite d'attaques d'épilepsie. Ce sont

(1) Rathery. Union médicale, 23 mars 1880. Huchard, loc. cit., p. 1033.

les *hémorrhagies névropathiques proprement dites*. La cause
de ces phénomènes existerait surtout dans le système nerveux vaso-moteur et leur existence exclusive dans le genre
humain, signalée par Chomel, résiderait selon M. Parrot (1)
non dans une différence de structure du système vasculaire,
mais dans la perfection et la complication même de notre
système nerveux cérébral qui fait, des hémorrhagies nerveuses ainsi que des névroses, l'apanage exclusif de notre or-
ganisation supérieure; elle ne pouvait être plus parfaite sans
être en même temps exposée à des perturbations plus fréquentes et plus graves.

Pour ce qui est des hématémèses vicariantes et menstruelles, voici comment s'exprime M. Parrot (2) : « On peut,
dans certains cas, placer sur la même ligne et regarder
comme ayant une signification identique, toutes les hémorrhagies qui se produisent, s'associent, se suppléent chez les
femmes à l'époque de leurs règles. Il n'y a pas au point de
vue de la physiologie pathologique de notables différences
entre l'hémorrhagie qui, dans ces conditions, s'opère par la
muqueuse utérine et celles qui ont lieu par d'autres surfaces.
Toutes ces hémorrhagies cataméniales prises dans leur ensemble depuis l'hématidrose supplémentaire que l'on appel-
lera des règles déviées, jusqu'au flux utérin que l'on pourrait envisager comme une hématidrose utérine, s'accomplis-
sent tantôt avec le calme et la régularité d'une fonction,
tantôt revêtent les unes et les autres, l'hémorrhagie utérine
aussi bien que l'épistaxis ou l'hématurie, les caractères d'un
accident morbide. Elles rentrent alors dans la classe des
accidents névropathiques. »

(1) Parrot. Gaz. hebd., 18/6.
(2) Parrot. Gaz. hebd. Paris, 1859.

Voyons quel est le mécanisme présumé de l'écoulement menstruel physiologique. A la maturation d'une vésicule de Graaf, l'utérus devient le siège d'un travail préparatoire dont la nature n'est pas encore bien connue, qui retentit d'une façon plus ou moins marquée sur l'ensemble de l'écomie. Sous l'influence de la congestion croissante, les vaisseaux superficiels subissent des ruptures ou bien se laissent traverser par diapédèse. Dans l'état normal, on sait que, d'après les recherches de Cohen, les parois des capillaires ne se laisseraient jamais traverser que par les globules blancs. MM. Bouchard, Charcot, Robin n'admettent cependant pas d'hémorrhagie sans ruptures, il faudrait donc admettre que, sous une influence spéciale, cette diapédèse s'exerce exceptionnellement pour les globules rouges. Ce qui porte M. Vulpian à admettre plutôt la diapédèse que l'hémorrhagie c'est la pauvreté du sang des règles en globules sanguins, relativement à sa richesse en sérum, comparée au sang normal. Cette diapédèse résulterait d'une action vaso-dilatatrice d'origine périphérique. Le point de départ de cette irritation provocatrice serait dans la muqueuse utérine. Il en résulterait la suspension de l'activité des parties du système nerveux qui régissent le tonus des vaisseaux de l'utérus. Une congestion se produit alors, elle augmente peu à peu et quand elle est parvenue à un certain degré, les vaisseaux laissent échapper au travers de leurs parois du sérum et des globules sanguins, en proportion variée (Vulpian) (1). Que cette irritation provocatrice de la paralysie des fibres nerveuses vaso-constrictives prenne son point de départ dans un autre organe, ou qu'une cause

______

(1) Vulpian. Leçons sur les vaso-moteurs, t. II, p. 521.

quelconque intervertisse la prédominance fonctionnelle à l'époque menstruelle, prédominance qui appartient probablement alors à l'utérus, pour la reporter sur un autre organe, et celui-ci devient le siège des phénomènes congestifs qui auraient dû normalement avoir l'utérus pour théâtre.

Ce serait à l'état de souffrance de ces centres vaso-moteurs déterminé par l'arrêt, la suppression, l'interversion des fonctions utérines, qu'il y aurait lieu d'attribuer ces congestions plus ou moins généralisées qu'on observe souvent : Erythèmes cutanés, congestions de la face, des conjonctives, œdèmes cutanés, troubles visuels, bruissements dans les oreilles, céphalalgie, vertige, faiblesse de tous les membres ou d'un seul côté, élévation de la pression artérielle. Quelquefois ces troubles cessent à la suite d'une hémorrhagie menstruelle supplémentaire.

La localisation de ces hémorrhagies résulte de l'état de faiblesse ou d'irritation des organes qui en deviennent le siège. C'est ainsi qu'on verra des hématémèses se produire plutôt chez des femmes souffrant ordinairement de l'estomac, ou ayant reçu un coup à la région épigastrique (Huchard) ; au contraire il se produira plutôt des hémoptysies chez des malades sujettes à des bronchites quoique non tuberculeuses, etc.

Les hémorrhagies névropathiques ne sont pas l'apanage exclusif des hystériques ; si elles sont plus fréquentes chez elles qu'ailleurs c'est que l'hystérie atteint justement toutes les fonctions nerveuses, que les femmes y paraissent plus disposées par l'habitude des congestions, par l'activité de leur circulation capillaire, peut être aussi par suite des rapports qui existent entre l'hystérie et l'arthritisme, diathèse congestive qui coïncide si fréquemment avec l'hystérie, mais ces hémorrhagies non organiques peuvent être créées de toutes pièces relevant d'une cause première absolument in-connue, dont les troubles vaso-moteurs ne sont que la cause secondaire.

Aussi ces hémorrhagies n'ont rien à voir avec la fonction menstruelle, elles en sont indépendantes, elles peuvent seu-seulement diminuer l'abondance des règles. On les voit coïncider ou alterner avec des sueurs de sang, des hé-matémèses, des épistaxis, des hématuries, des métrorrha-gies ou des ménorrhagies normales.

L'émotivité, la mobilité du système nerveux paraissent y jouer un grand rôle, aussi les voit-on succéder très fré-quemment à des attaques convulsives chez les hystériques, à des commotions violentes vives, à une émotion subite de frayeur, de colère, chez des sujets non hystériques.

Une véritable hémophilie est produite, car on regarde maintenant l'hémophilie comme une maladie du système nerveux et non du système vasculaire proprement dit ; seu-lement dans l'hystérie, qui compense par la bénignité de ses manifestations la multiplicité des accidents auxquels elle expose, cette hémophilie est incomplète, accidentelle et, dans tous les cas absolument bénigne.

Ainsi, à l'appui de son opinion sur la nature de l'hémo-philie, M. Lancereaux (1) cite quelques cas d'hémophilie spontanée survenant subitement. Entre autres l'histoire d'un jeune peintre qui, à la suite d'une vive frayeur, fut pris d'une épistaxis inquiétante, le soir même celle-ci se répétait, puis les épistaxis, les hémorrhagies buccales, gingivales, cutanées incoercibles se succédèrent et amenèrent la mort deux mois et demi après la première épistaxis.

(1) Lancereaux. Traité d'anatomie pathologique.

Gilibert a observé les mêmes faits après une vive frayeur chez un homme d'un âge mûr, robuste, plein de santé.

La maladie tachetée de Werlhoff, est aussi dans un grand nombre de cas, l'effet d'un désordre nerveux, et relativement nombreuses sont déjà les observations où elle succéde à une vive émotion morale.

Wilk a vu l'hématidrose compliquer un tétanos.

D'ailleurs, il est fort probable qu'on doit distinguer deux degrés d'hémophilie : l'une grave, incurable spontanément. Les hémorrhagies hémophiliques sont certainement beaucoup plus fréquentes qu'on ne le pense et bon nombre d'elles sont attribuées à une cause organique. Nous avons entendu M. le professeur Lasègue raconter l'histoire d'un bibliothécaire de la Faculté, mort aujourd'hui, affecté au début de sa carrière de mélæna formés de sang pur, abondants et se reproduisant avec une fréquence inquiétante; les mélæna durèrent fort longtemps, les pronostics les plus sévères avaient été portés par les médecins que le malade avait successivement consultés. Or, tout à coup ces mélæna cessèrent et ne reparurent plus jamais une seule fois, pendant les trente années d'excellente santé dont il jouit ensuite.

La même surprise a lieu pour les hématémèses, et l'on voit tel malade qu'on soupçonnait de carcinose avancée revenir subitement à la santé comme par miracle.

Tout en admettant le mécanisme invoqué par MM. Vulpian, Parrot, Lancereaux, il y a lieu de se demander si quelques hématémèses chez les hystériques ne procéderaient pas aussi d'un trouble trophique de la muqueuse stomacale combiné à ce trouble vaso-moteur.

En poursuivant l'analogie des troubles dont les téguments

internes sont le siège à l'égal des téguments externes dans l'hystérie, il paraît fort possible que des lésions trophiques se produisent sur ceux-là comme sur ceux-ci, sous une forme peut-être différente, mais suffisante, pour devenir, étant donnée la vascularité énorme de l'estomac, l'origine d'hématémèses et de douleurs épigastriques.

A l'encontre de cette hypothése, on pourrait opposer le résultat négatif des recherches nécrologiques les plus minutieuses ; mais, outre l'extrême rareté des cas où ces recherches ont pu être faites dans ces conditions pathologiques déterminées (hématémèse névropathique), on peut supposer que la lésion élémentaire a échappé à l'examen ou que cette érosion superficielle était devenue l'origine d'un ulcus.

Or, tantôt cette érosion suivie d'hématémèse serait rapidement réparée, tantôt deviendrait ulcère rond, ce qui permettrait d'expliquer, et ces cas où il existe avec l'hématémèse de ces points extrêmement douloureux, véritables clous gastralgiques, et cette irrationnelle fréquence de l'ulcère rond dans le sexe qui, par son hygiène, s'expose justement le moins aux causes reconnues puissantes pour la genèse de la gastrite ulcéreuse : l'alcoolisme, les piments, les irritants locaux, etc.

Quoi qu'il en soit, l'hématémèse est, de toutes les hémorrhagies supplémentaires ou névropathiques, la plus fréquente d'après le relevé de Puech qui sur 200 cas d'hémorrhagies, a rencontré l'hématémèse 32 fois, sur l'hémoptysie 24 fois, l'hémorrhagie mammaire 25 fois, l'hémorrhagie sous-cutanée 13 fois, l'hémorrhagie occulaire 10 fois, et l'alvéolo-dentaire 10 fois.

Les causes occasionnelles de l'hématémèse sont nombreuses ; tantôt c'est à la suite d'une impression morale, tantôt après l'influence du froid déterminant l'arrêt des menstrues, ou celle du chaud. Certaines femmes no peuvent tremper leurs mains ou leurs pieds dans l'eau sans voir leur règles se suspendre ; cette suspension peut, comme nous l'avons dit, devenir l'origine d'une hématémèse. Mais chez les individus prédisposés, le traumatisme suffit quelquefois pour susciter l'hémorrhagie. Une malade observée par M. Huchard reçoit un coup de poing au creux épigastrique ; deux jours après elle eut une hématémèse abondante qui se répéta un grand nombre de fois. On crut d'abord à l'existence d'un ulcère de l'estomac d'origine traumatique, comme on en a cité quelques exemples. Mais ces hémorrhagies se montraient surtout à l'époque des règles ; elles persistérent abondantes pendant huit mois sans aucune altération de l'état général et elles disparurent un jour sans cause, après avoir défié tous les traitements, et firent place à des convulsions nettement hystériques. La coïncidence des époques menstruelles avec l'apparition des menstrues et la conservation de l'embonpoint et de l'état général étaient déjà des présomptions en faveur de l'origine hystérique de l'accident, l'intervention des crises nerveuses vinrent les confirmer.

Les hématémèses supplémentaires peuvent exister très conciliables avec une heureuse parturition comme le prouve l'observation suivante recueillie par M. Legroux.

OBSERVATION XIX.

Hématémèses supplémentaires pendant les sept premiers mois de la grossesse chez une hystérique.

Louise B..., non réglée depuis deux mois, se plaint de douleurs utérines et de vomissements ; un mois avant son entrée à l'hôpital surviennent des hématémèses.

Les digestions sont bonnes, et il n'y a jamais de vomissements alimentaires.

Cette jeune fille est hystérique. Grandes attaques. Anesthésie par place, tact digital imparfait. Elle est en outre très anémique. Ces hématémeses sont d'abord considérées comme supplémentaires des regles, l'anémie, l'hysterie expliquent suffisamment l'aménorrhée.

Cependant trois mois après son entrée à l'hôpital on constate l'existence d'une grossesse de cinq mois environ.

Pendant ce temps, les vomissements sanguins se reproduisaient assez irrégulierement, diminuaient un peu de fréquence à mesure que la grossesse avançait vers son terme. Vers le 7e mois, les vomissements devinrent de plus en plus rares, puis cesserent.

Les crises hystériques ne se reproduisirent plus, mais l'anesthésie signalee plus haut persista. Sous l'influence d'un traitement appopriee l'anémie devint moins intense et enfin sept mois apres son entrée a l'hôpital un accouchement facile et régulier, suivi de couches normales vint mettre un terme aux accidents qu'avait présentés cette femme.

Elle resta encore six mois en qualité d'infirmière, à son départ elle était rétablie, les vomissements de sang n'avaient pas reparu et les règles s'étaient retablies avec régularité.

Les hématémèses hystériques peuvent avoir lieu sans douleur, presque par le mécanisme d'une simple régurgitation, ou au contraire elles sont précédées ou accompagnées de douleurs vives, d'un sentiment de constriction violente, d'une brûlure, d'un froid local, ou d'un picotement à la gorge et d'une simple chaleur du creux épigastrique. Elles peuvent s'accompagner de vomissements alimentaires, d'un sentiment d'oppression, de tension douloureuse de la région épigastrique.

La quantité, l'aspect, la durée des vomissements est très variable, toutefois l'embonpoint est conservé malgré l'abondance ou la fréquence des hémorrhagies.

Mêmes particularités pour les hemorrhagies névropathiques, celles-ci coincident très fréquemment avec l'hémoptysie, et il est même difficile de démêler, par l'interrogatoire, lorsqu'il y a simple régurgitation à la suite des attaques, ce qui revient à l'acte du vomissement, à celui de l'expuition et de la toux. Dans certains cas, ces phénomènes vasculaires dominent tellement la scène qu'ils peuvent constituer une véritable forme vaso-motrice de l'hystérie (1). C'est ce qui résulte d'une observation extrêmement intéressante publiée par M. Armaingaud, dont voici la relation abrégée.

OBSERVATION XX.

Hystérie. Forme vaso-motrice.

Une jeune fille de 24 ans est atteinte, indépendamment d'une névralgie cervico-brachiale datant de plusieurs années, d'accès d'hystérie convulsive d'abord irréguliers et ensuite régulierement périodiques. Apres quelques semaines, ces accès convulsifs cessent tout a coup et sont remplacés par des acces de sommeil revenant chaque jour à la même heure, de même durée ; enfin, bientôt quatre autres phénomenes surviennent, de sorte que chaque jour la malade est atteinte successivement et régulierement :

1° De 11 heures moins 1/4 à 11 heures du matin, d'un premier accès de sommeil d'un quart d'heure de durée.

2° De 2 heures moins 1/4 à 3 heures 20 minutes, d'un deuxième acces de sommeil, d'une durée d'une heure trente-cinq minutes.

3° A 5 heures 1/2 du soir, d'une congestion locale des deux yeux; d'une durée de deux heures.

4° D'une asphyxie locale des extrémités survenant pendant la congestion des yeux, disparaissant quelques heures après elle.

5° A 6 heures cinq minutes, d'une nevralgie intercostale droite d'une grande intensite cessant brusquement a 6 heures 1/2 précises et n'etant apparue pour la première fois que quinze jours après la guerison de la névralgie cervico-brachiale.

(1) Armaingaud. Sur une névrose vaso-motrice se rattachant à l'état hystérique. (Gaz. hebd., 1876 ; Acad. de méd., 20 juin.)

6° Enfin une chromhydrose des paupières est venue s'ajouter, à la fin de la maladie, à tous ces phénomènes.

Pendant les attaques de sommeil, alors que la malade était insensible aux excitants les plus énergiques et quelle ne pouvait être réveillée, la pression exercée sur l'apophyse épineuse de la deuxieme vertebre dorsale n'arrivait pas à réveiller la patiente, mais produisait chez elle des signes de vive sensibilité et de douleur, des tressaillements et des sanglots qui disparaissent dès qu'on cessait la pression de l'apophyse épineuse. La constatation du point douloureux apophysaire devint une indication de traitement; l'application de quelques vésicatoires sur le point douloureux vertébral guérit pour toujours la névralgie; l'application de courants électriques intermittents pratiqués sur le même point pendant l'acces de sommeil fit disparaître ceux-ci, et la chromhydrose palpebrale resta par suite la seule manifestation morbide dont fut atteinte la malade,

Dans ce cas, si intéressant, lequel nous devons le dire ne relevait nullement d'une intoxication paludique, les convulsions toniques de l'hystérie qui affectent ordinairement les muscles de la vie de relation avaient surtout pour siege les muscles vasculaires. Les accès de sommeil, la congestion oculaire et l'asphyxie locale des extrémités, ces deux accidents symetriques, indiquaient un vice de perfectionnement de l'appareil vaso-moteur ayant son point de départ dans les régions de la moelle a l'origine des nerfs vasculaires; l'existence du point apophysaire et le mode de guérison par l'action exercée sur ce point sont encore des arguments en faveur de l'origine centrale de cette névrose vaso-motrice ; enfin l'examen ophthalmoscopique fait pendant les acces de sommeil et d'asphyxie locale ayant fait voir un resserrement spasmodique des vaisseaux rétiniens, demontre l'existence très probable d'une ischémie concomitante. Les courants electriques appliqués sur la moelle ont eu pour effet de diminuer progressivement la contriction des vaisseaux en exerçant une action paralysante sur les nerfs vaso-constricteurs.

En somme, les hématémèses hystériques sont tenaces, multiples, mais conciliables avec un bon état général, et par conséquent d'un pronostic bénin.

Diagnostic. — Cette question est une des plus obscures lorsqu'il s'agit de l'ulcère et du cancer commençant de l'estomac.

Le scorbut, le purpura, l'hémophilie et les autres causes d'hématémèses offrent peu de chances d'égarer le diagnostic ; il n'en est pas de même pour l'ulcère, lorsque l'hématémèse s'accompagne de vomissements alimentaires et de cette douleur localisée, pénétrante, répondant dans le dos, surtout si en même temps il y a une gastralgie hystérique, de l'aménorrhée, de la constipation, du ballonnement du ventre. Si elles n'ont aucun rapport de temps avec les attaques ou avec les règles, si elles ne sont pas périodiques, le diagnostic devient encore plus obscur ; à plus fortes raisons, s'il n'y a pas d'autres hèmorrhagies concomitantes et de signes très nets d'hystérie. Alors on devra prendre surtout en considération les modifications de la douleur par les différentes positions imprimées au corps, après les repas, leur acuité plus grande à ces moments, l'abondance et la couleur souvent vermeille du sang vomi, quelques autres considérations étiologiques, alcoolisme, brûlure par un caustique, hygiène, disparition d'hémorrhoïdes, mais par-dessus tout, le bon état général, et la longue durée des périodes qui séparent les hématémèses.

Pour le cancer au début, la difficulté du diagnostic différentiel existe tout de même ; on prendra en considération l'âge, l'hérédité, le mauvais état général, les données de la palpation, la continuité de la douleur dans la gastrite cancéreuse, un ralentissement notable du pouls, enfin la continuité du tableau symptomalogique opposée à la mutation possible des symptômes hystériques. Toutefois le diagnostic ne pourra souvent être posé qu'à l'apparition des symptômes différentiels ultérieurs de la cachexie cancéreuse. M. Le-corché a décrit une gastrite chronique insterstitielle, s'accompagnant de vomissements sanguins dont le diagnostic, dans les cas de troubles hystériques concomittants, paraît devoir être singulièrement délicat. L'observation suivante en fera foi, nous laissons la parole au docteur Hurd(1). Toutefois, pour nous, Mistress R... est une simple névropathique affectée d'hématémèses supplémentaires et de mouvements fébriles pseudo-périodiques.

OBSERVATION XXI.

Hématémèses périodiques supplémentaires des règles. Congestion gastrique chronique. Exhalation sanguine.

· Mistress J. R..., est âgée de 46 ans, et demeure à Londres. Cette malade souffre depuis douze ans d'une affection que l'on peut qualifier de catarrhe gastrique chronique ; du moins, tel est le diagnostic porté jusqu'ici.

Voici les traits saillants de son observation : une fois ou deux par ans, Mistress R... est sujette à des atteintes de gastrite aigue, Il y a huit mois que la dernière s'est fait sentir.

Alors, elle est obligée de garder le lit, la fievre est modérée, la langue chargée, il y a douleur au creux epigastrique.

Constipation et vomissements incoercibles pendant plusieurs jours. La glace, les boissons glacées elles-mêmes sont rejetées.

Au bout de quelques jours, l'attaque passe et la malade revient à son état de santé habituelle.

Occasionnellement surviennent des vomissements qui ont lieu tantôt le matin, tantôt après les repas et quelquefois des hématémeses.

Dans les matieres vomics ; il y a toujours beaucoup de mucosités, le sang varie en quantité de une a quatre onces Jamais elles n'ont excedé quatre onces.

(1) Hurd. Medical Record, 8 juillet 1882.

Depuis ces quelques dernieres années, ces hématémèses sont périodiques et reviennent une fois par semaine avec une singulière regularité. La malade est avertie de l'imminence de ces hématémèses par une sensation de pesanteur et de plénitude à l'épigastre et par de la céphalalgie.

Elle se dit bien soulagée par les vomissements de sang. La quantité est de 120 grammes. Le sang est quelquefois brillant, rutilant, quelquefois altéré.

Les organes digestifs sont toujours dans un état anormal, désordonné,

Elle vit de pain sec, qu'elle trempe dans du lait. Elle prend du thé pas sucré contenant beaucoup de lait.

De temps en temps, un potage restaurant d'orge avec un quart de lait. En fait, elle repousse toute boisson sucrée.

Elle ne prend aucune autre nourriture d'apres ce qu'elle affirme ainsi que son entourage, mari, etc.

Elle ne veut ni bouillon de viande, ni œufs crus, et depuis treize ans elle affirme, et je le crois, n'avoir point touché à un morceau de viande.

Elle a toujours manifesté une grande répugnance pour la nourriture animale. Elle ne prend ni ne peut prendre aucun alcool et n'a d'appétence que pour les choses indigestes, elle adore les pickles, les fruits acides et plus d'une fois elle s'est donné des vomissements séveres et des hématémàses par l'ingestion d'une tranche de concombre en pickles. En dehors de l'accès aigu, elle va bien à la selle, sans diarrhée, sans coloration anormale. Il n'y a pas de douleur dans le creux épigastrique.

Sa maniére de vivre est facile et uniforme, elle s'occupe activement de sa maison et jusqu'à ces derniers temps elle a suffi à la besogne.

Une fois par semaine, elle a son accès de gastrorrhagie, à ce moment elle a de la dyspnée, de la céphalalgie et elle est obligée de prendre le lit jusqu'après son hématémese. Elle traverse en ce moment son époque critique, elle reste plusieurs mois sans être réglée, la quantité de sang vomi a augmenté depuis l'arrêt des menstrues.

Elle n'est pas anémique d'une façon évidente, sa physionomie respire la santé ; elle ne se plaint pas, si ce n'est de faiblesses dans les reins et de douleurs névralgiques. Sa faiblesse musculaire est

constante ; elle ne peut filer un son ou résister à un effort. La
mort de sa mere, il y a un an passé, l'a plongée dans la prostration pendant un mois et plus. Une promenade en voiture de 2 à
4 milles est suivie d'une exhaustion prolongée.

J'ai recherché en vain quelque trouble du côté du foie ou de l'intestin : le cœur et les organes de la circulation sont intacts.

Mistress R... appartient à une famille dont les ascendants ont
toujours joui d'une bonne santé, sans tendance aux affections gastriques.

Le genre d'existence de Mistress R... paraît avoir toujours été
assez correct.

Je n'ai aucune théorie à invoquer, quant à l'origine de ces infir-
mités particulières. Je ne crois pas que dans ce cas la principale
lésion pathologique soit en rapport avec l'estomac. Je puis l'affirmer après avoir depuis de longues années pesé tous les arguments pour et contre cette supposition. Je ne crois pas que nous
ayons à compter avec un cas de cirrhose du foie ou de cancer de
l'estomac.

Les probalités sont pour une congestion chronique de la mem-
brane muqueuse de l'estomac avec exsudation sanguine.

En fait, ce cas appartient à ce que Lecorché appelle gastrite
chronique à forme hémorrhagique.

Lecorché a rapporté un cas similaire d'hémorrhagie répétée, ou
cependant l'elément périodique manquait et qui fut bientôt guéri.
Cette gastrite était la suite évidente de l'alcoolisme. Les hémorrhagies étaient considérees comme une exsudation des capillaires
engorgés.

Dans le cas de Mistress R... les hématémèses paraissaient être
un effort curateur de la nature. (V.-Hurd.)

Traitement. — Il varie suivant que les vomissements de
sang sont supplémentaires des règles, ou bien sont d'origine
névropathique.

Pour les premiers, il faut diriger son action sur le réta-
blissement des fonctions menstruelles. Dans le cas contraire,
on doit s'adresser aux préparations d'ergotine, de perchlo-
rure de fer et de quinine, et l'on peut tenter la médication

dérivative, l'application de ventouses, de vésicatoires et de pointes de feu sur la région épigastrique.

Le bromure potassique, les douches, le sulfate de quinine seront encore indiqués dans ces cas. Armaingaud a traité des cas de forme vaso-motrice intermittentes avec succès par les courants interrompus, où le sulfate quinique avait échoué. Voici quelques observations nouvelles d'hémorrhagies hystériques (1). L'observation n° 8 est celle de la jeune cataleptique dont nous avons déjà donné l'analyse des urines.

OBSERVATION XXII.

La nommée Hortense L..., 21 ans, mécanicienne, entre dans le service de M Huchard à l'hôpital Tenon, le 28 mars 1880.

Sa mère avait des attaques d'hystérie, son père est très bien portant. Dans sa première jeunesse, Hortense L... a eu des attaques d'éclampsie infantile et a été atteinte de rougeole, de scarlatine, de fièvre typhoïde vers l'âge de 14 ans. A 11 ans, elle était réglée et à 13 ans elle fut traitée pour la chlorose.

Au moment de la puberté des phénomènes nerveux se montrèrent, agitation continuelle, accès de rire et de pleurs sans aucun motif, etc. Enfin, vers 14 ans, à la suite, dit-elle, d une peur, la malade eut une première attaque convulsive. Celle-ci n'éclatait d'abord qu'à l'époque des regles, puis peu a peu augmenta de fréquence, jusqu'à se renouveler deux ou trois fois par jour. C'est alors qu'elle entra dans le service de **M. Legroux**, où elle resta longtemps. Elle prit du bromure et sortit très améliorée ; mais le traitement ayant été négligé, les attaques recommencèrent ; elle entre alors dans le service de M. Huchard.

La malade a les cheveux châtains, la figure très mobile, maigre, les yeux tres grands et brillants, et le caractere quelque peu ombrageux et emporté, ce qu'elle reconnaît elle-même, du reste. L'analgésie est complète et plus marquée à gauche, la langue au con-

(1) Voyez les thèses de MM. Lorey, 1875 ; Périssé, 1875 ; Mora, 1880 ; Ferrand, 1874.

traire est plus sensible à gauche qu'à droite ; l'odorat est conservé, il y a du bourdonnement d'oreille, ça et là des points d'hypéresthésie, un notamment sous le sein gauche. Pleurodynie, palpitations en rapport probable avec la sensibilité de la paroi thoracique. Points hysterogenes au niveau des dernieres vertebres dorsales. Ovaralgie gauche, tympanisme léger et beaucoup plus marqué lorsqu'elle doit avoir ses attaques Rachialgie violente. la pression sur les apophyses épineuses et les ligaments inter-épineux arrache des cris et des pleurs à la malade.

La jambe droite est manifestement œdémateuse. Cet œdème est surtout marqué le matin, le soir il disparaît. Le cœur et les vaisseaux auscultés, on ne trouve rien ; il n'y a pas non plus trace d'albumine dans les urines. La malade accuse des acces de dyspnee à l'occasion des mouvements de déglutition. Les attaques sont des attaques d'hystérie minor suivies de catalepsie. La pression sur l'ovaire gauche détermine des attaques. On produit primitivement l'état cataleptique par des excitations légères et répétees des sens, fixation d'un objet, bruit de la machine a faradisation, battements répétes sur un porte-plume métallique ; on l'en tire par la répétition de ces bruits ou en lui soufflant sur les globes oculaires.

La première hématémèse remontait à l'hiver dernier ; depuis ce moment, elles se répètent après chaque attaque, assez abondamment quelquefois ; il y aurait en moyenne un verre de sang rendu. Les règles viennent néanmoins avec assez d'abondance, elles durent quelques jours Elles sont indépendantes des hematemeses. Au moment où les vomissements se produisent, la malade ressent un picotement, un grattement dans la gorge qui amene sans toux l'expulsion facile du sang. Pendant trois mois, les vomissements alimentaires contenaient du sang, et dernierement, apres les attaques, il y aurait eu des vomissements bilieux.

Apres trois mois de séjour dans le service, la malade entre comme fille de salle dans un service voisin. Quelque temps apres sa sortie, les vomissements du sang recommencent apres les attaques. Les regles sont irrégulières, l'affaiblissement n'est pas tres marqué. Il y a aussi quelques hémoptisies. Rien dans la poitrine.

OBSERVATION XXIII.

Mlle Joséphine B..., 16 ans, fleuriste, entre dans le service de M. Huchard au mois d'août 1882. (Cette malade a eu une cousine qui est morte apres avoir présenté des vomissements incoercibles. Le père et la mère sont bien portants, mais la mère est très nerveuse et rhumatisante. Elle-même à 7 ans a eu plusieurs maladics de l'enfance, et des attaques de rhumatisme pour lesquelles elle fut soignée par M. Bergeron et M. Triboulet. La dernière atteinte a eu lieu vers 14 ans. Elle présente des symptômes d'insuffisance mitrale pour laquelle elle a été soignée par M. Gérin-Roze. Elle a déjà éprouvé à plusieurs reprises des hematémèses qui furent traitées par l'ergotine.

A cette époque, pas de gastralgie.

Il y a trois mois, la malade a vu son appétit diminuer rapidement, puis elle a été prise de vomissements incoercibles qui ne lui permettaient de garder ni aliment solide ni liquide. Tantôt le rejet avait lieu immédiatement après l'ingestion, tantôt une demi-heure seulement après.

Depuis un mois, ces vomissements sont d'une incoercibilité absolue, elle rend absolument tout, le gavage lui-même est rendu quelquefois quelques secondes après.

Le malade n'a jamais eu de convulsions ni de contractures ou de catalepsie. La sensibilité est intacte, il n'y a pas de constipation ovaralgie gauche. Pas de points hystérogènes, mais douleurs à la pression de la masse sacro-lombaire gauche, pleuralgie, tympanisme gastro-abdominal assez marqué.

La langue est blanche, l'appétit nul.

Il y a en ce moment dyspnee avec respiration courte et fréquente. L'examen ne révèle rien d'anormal du côté de la poitrine.

Il y a neuf mois, la menstruation, régulière jusque-là, s'est troublée, une métrorrhagie s'est déclarée et a duré cinq mois. A la suite d'une colère, les règles ont été suspendues subitement et remplacées par une hématémèse. Depuis quatre mois, les pertes n'ont plus reparu.

Douleurs de gastralgie légère, pas d'épigastralgie. On ordonne : bromure, douches, lait.

30 août. Les vomissements persistent, la maladie rend à peu près tout ce qu'elle prend; cependant l'état général est très satisfaisant. Elle demande son exéat et est perdue de vue. Quelque temps après, nous apprenons que la malade a été attcinte d'une fievre typhoide dont elle a guéri et qui a fait disparaître en même temps tous ses

accidents hystériques, même les vomissements qui avaient résisté
à tous les traitements.

OBSERVATION XXIV.

Hématémèses névropathiques.

Marie T..., 19 ans, couturière, entre le 31 décembre 1882 dans
le service de M. Huchard.

Antécédents. — Pere et mère nerveux : la mère riait et pleurait
sans motifs, avait souvent des migraines. La sœur a des attaques
d'hystérie. Dans son enfance, la malade a été emportée, capricieuse,
souffrante de l'estomac fort souvent. A 10 ans, elle a eu sa première
attaque de nerfs. Pendant la première et la deuxième année elle
avait peu d'attaques : deux ou trois par an, au plus ; puis à 12 ans
elle a été réglée. A l'établissement de la menstruation, les accès
convulsifs ont augmenté de fréquence, deux ou trois fois par mois,
en moyenne, et maintenant elle en a a peu pres un tous les deux
ou trois jours. Elles durent chacune une demi-heure environ et
sont suivies de mal de tête et d'une grande lassitude.

L'année dernière — fièvre typhoïde et suspension des attaques
à cette époque — une seule en trois mois, puis elles ont repris leur
frequence première. Il y a neuf mois que les règles sont devenues
irregulieres. Le sommeil est mauvais et dans ses rêves n'a que des
visions désagréables. Syphilis, plaques muqueuses nombreuses sur
les amygdales hypertrophiées et tres anfractueuses. Alopécie peu
marquée ; sur les jambes, éruption de lichen spécifique.

La malade est anesthésique de la moitié droite de la face, du
bras et du sein droits. L'hémianesthésie s'arrête sous le sein,
il y a un peu d'hyperesthesie du tronc, l'analgesie pour le froid
descend plus bas que l'anesthésie pour la douleur et le toucher. La
sensibilite des conjonctives est un peu diminuée. Eruption papulo-
crustacee des ailes du nez et des levres. Achromatopsie et dalto-
nisme de l'œil gauche seulement, rien pour l'œil droit. Ouie intacte Anosmie intermittente. Pleuralgie, névralgie intercostale
avec un point très sensible a la partie externe et inférieure des
deux mamelons. Rachialgie spontanée et à la pression dans la région lombaire. Un peu de douleur dans la masse sacro-lombaire
gauche, rien pour la gouttiere vertébro-costale droite. Pression

<table>
<tr><td>Deniau.</td><td style="text-align:right">9</td></tr>
</table>

légèrement.douloureuse sur les ovaires. Pas d'affection utérine antérieure. Pas d'épigastralgie, mais douleurs de gastralgie avec retentissement dans le dos à la pression. Pas de zone hystérogene. Il y a deux mois métrorrhagie au moment des époques, qui a duré un mois : digitale, ergot et morphine. Le mois suivant, règles très courtes et très peu abondantes.

Il y a longtemps déjà, vomissements alimentaires, puis apparition des hématémèses; après les attaques, hématémèses accompagnées toujours plus ou moins d'hémoptysies et de métrorrhagies.

Le sang est adhérent, noirâtre ; quelquefois il remplissait deux crachoirs en une seule hématémese. Elle resta ainsi jusque vers le 15 novembre, vomissant le sang et le perdant par les voies génitales, c'est-à-dire pendant un mois, les hematémèses et la perte utérine ayant commencé vers le 15 octobre 1882.

Le repos faisait cesser la perte, mais au bout de quelques jours de travail elle recommençait. Puis les métrorrhagies cessèrent, et par suite de cette cessation des métrorrhagies les hématémèses furent plus abondantes dans les premiers temps ; c'est à ce moment qu'elle vomissait des crachoirs de sang. Depuis huit jours les vomissements de sang ont diminué un peu d'abondance, ils sont tantôt indépendants des attaques, tantôt surviennent (le plus souvent) à la suite des attaques convulsives; les vomissements alimentaires ont cessé depuis longtemps, il y a encore quelques hémoptysies.

Les hématémèses se font sans grande douleur, ardeur dans la bouche et expulsion facile.

23 janvier. Depuis le dernier interrogatoire, la malade a craché et vomi du sang. Elle a eu quatre attaques depuis, et a la suite des trois premieres elle a vomi du sang.

Le 27. Pas d'attaque, mais vomissement de sang hier soir et ce matin sans attaque.

La constipation est des plus marquées, il y a vingt jours que la malade n'a pu aller à la selle malgré les purgatifs.

Il y a quatre jours, purgatif contre les douleurs de la constipation. Le purgatif n'ayant pu faire d'effets, et la douleur devenant extrêmement vive, la fille de salle administre à la malade, qui est obligée de garder le lit par suite de l'excès de douleurs abdominales, un lavement emolient, et quelques minutes apres la malade rendait avec ses matieres une quantité notable de sang noir.

Les urines sont en quantité et composition normales.

L'appétit est nul, l'état général est satisfaisant ; mais la malade a cependant maigri beaucoup, et de 110 livres qu'elle pesait à son entrée, elle n'en pèse plus que 98.

OBSERVATION XXV.

Hématémèse chez une hystérique.

P..., Désirée âgée de 21 ans. Réglée à 12 ans, s'est bien portée jusqu'à 15 ans, époque à laquelle elle a une fièvre typhoïde à la suite de laquelle, pendant un an, ses règles sont supprimées. Quelques mois après, son cou grossit en même temps qu'apparaît une légère exophthalmie.

D'un naturel très irritable, sujette à des frayeurs qui déterminent chez elle de véritables crises ; cette jeune fille manifeste l'intention d'entrer dans un couvent, sur le refus de sa famille ; les accidents s'aggravent de plus en plus. A 18 ans, des mouvements choréiques se déclarent ; elle entre dans le service de M. Bernutz, dix-huit mois après, elle sort guérie.

De nouveaux accidents se produisent, et la malade entre à l'hôpital Temporaire, où elle fut prise d'attaques mal indiquées, dans lesquelles, à son dire, elle bondissait sur son lit. Son état s'étant amélioré, elle entre dans une pension comme sous-maîtresse. Au bout de huit mois, elle se plaint de douleurs névralgiques fort vives. C'est à cette époque, 19 ans et demi, qu'apparaissent les vomissements de sang ; le médecin de la pension applique au creux épigastrique des vésicatoires qui soulagent momentanément la malade.

Les hématémèses persistent, et la malade entre dans le service de M. Lasègue, le 27 juillet 1878. Les douleurs névralgiques persistent, il s'y ajoute une gastralgie intense. Les règles sont supprimées depuis plusieurs mois et les vomissements de sang continuent.

Tous les huit jours, et souvent deux fois par semaine, on constate dans son crachoir la présence de 100 à 150 grammes de sang rouge clair. Cependant la santé se conserve bien, et l'appétit est bon. Le caractere s'aigrit de plus en plus, mais la malade conserve son embonpoint.

Elle sort le 10 novembre sans amélioration.

Observation XXVI.

(Thèse de Lorey).

Suppression des règles à la suite d'un refroidissement. Hématémèses
supplémentaires accompagnées et suivies de vomissements alimentaires. Les vomissements de sang et les accidents gastriques cessent
à l'apparition d'un érysipèle de la jambe, puis reparaissent lorsque
la malade est guérie. Résultats négatifs du traitement.

X..., femme de 19 ans, réglée depuis l'âge de 17 ans, elle ne l'a
jamais été régulièrement, lorsqu'il y a sept mois, se trouvant dans
ses règles, elle éprouva un refroidissement; les règles se suppri-
mèrent.

Elle fut prise huit jours après, de nausées, de vomissements, de
défaillance. Ces accidents se suspendaient d'abord par le repos, et
la malade ne vomissait que lorsqu'elle prenait des aliments et des
boissons. Jusque-là les vomissements n'avaient rien présenté de
particulier et n'étaient composés que de matières alimentaires.
Mais dix jours après, à l'époque où elle entre à l'hôpital Necker
elle vomissait du sang en grande quantité. Les vomissements
étaient précédés d'un peu de sang à la bouche Le premier vomissement de sang aurait été suivi d'une attaque d'hystérie, et depuis,
ces attaques se seraient reproduites tous les fois que le vomisement
ne pouvait avoir lieu. Quatre mois s'écoulèrent dans le même état,
lorsqu'a la suite de plusieurs applications de sangsues aux
cuisses, les règles reparurent pendant trois jours; leur apparition
fut marquée par la cessation des vomissements de sang. Cependant, la malade vomissait de temps à autre des aliments. Après un
mois, elle a pu reprendre ses travaux et pendant trois mois, sa
santé ne laissait rien à désirer: lorsqu'à cette époque elle fut prise
de courbature, céphalalgie, nausées, coliques; dans la nuit, elle
eut des vomissements alimentaires. Le lendemain, nouveau vomissement ; mais cette fois formé de sang très pur. Depuis, ces accidents se sont reproduits chaque jour, et il lui a été impossible de
garder des aliments. Chose remarquable, malgré la durée des accidents, cette femme n'est pas épuisée. Elle a même conservé un
certain embonpoint. L'orsqu'elle est entrée à l'hôpital de la Cha-

rité, vers le milieu de janvier, c'était pour se faire traiter d'un érysipèle de la jambe qui datait de dix jours. Ainsi qu'il était facile de le prévoir, tant que la jambe a été malade, l'état général s'est notablement amélioré. La malade a encore vomi du sang, mais elle n'a pas vomi ses aliments.

L'érysipèle une fois guéri, tout a marché de nouveau. Chaque jour, cette femme a vomi 60 à 125 grammes de sang liquide noir; en outre, elle vomit des aliments, tantôt seuls, tantôt mêlés à du sang. La région épigastrique est le siège d'une sensibilité assez vive; mais on n'y distingue aucune tumeur, point de fievre, ni de rougeur de la langue ; conservation de l'appétit, mais la malade ne peut garder d'autre aliment que du lait, encore l'a-t-elle vomi en quelques circonstances. Dans les derniers jours de janvier, les règles ont reparu, et la malade s'est trouvée soulagée. Mais ce soulagement n'a été que de courte durée, et, malgré l'application de vingt sangsues à l'anus, les vomissements ne se sont suspendus que pendant vingt-quatre heures.

VI. VOMISSEMENTS STERCORAUX.

Nous serons bref sur cette question encore en litige et qui paraît devoir rester telle encore longtemps, les cliniciens comme Sydenham, Briquet, Jaccoud affirmant l'existence de la passion iliaque vraie, les physiologistes la repoussant, le cœcum à la main, en invoquant et l'inéluctable obstacle qu'opposerait la barrière des apothicaires à la marche rétrograde des matières du gros intestin dans l'iléon, et l'exquise supercherie des hystériques. Dans ce conflit entre observateurs et expérimentateurs, n'ayant aucun témoignage personnel à apporter, nous nous contenterons d'exposer les pièces du procès, en faisant remarquer seulement, la possibilité, en matière d'hystérie d'une dérogation aux fonctions normales, préétablies, mathématiquement précises de la valvule de Bauhin qui infirmerait l'identification du fonctionnement expérimental post mortem avec le fonctionnement physiologique ; les lèvres de la valvule et leurs freins n'étant pas des clapets indifférents mais des organes vivants susceptibles de modifications fonctionnelles très rares il est vrai et inexplicables.

Nous trouvons d'ailleurs dans Briquet le témoignage suivant qui doit nous faire pardonner cet appel à l'inconnu, j'allais dire cette hérésie, vis-à-vis d'un dogme scientifique (1).

« Quelques personnes mettent en doute la possibilité que les lavements franchissent la valvule iléo-cæcale et puissent être rendus par la bouche, elles aiment mieux supposer que les faits rapportés dans les auteurs ont été mal observés.

Il est cependant possible de comprendre que, par le fait de mouvements antipéristaltiques qui ne sont en doute pour personne, des contractions irrégulières s'établissent, que ces contractions portent sur les fibres musculaires des deux lèvres de la valvule de Bauhin, et qu'elles maintiennent de cette manière une ouverture béante, susceptible d'être traversée par les liquides venus du gros intestin.

Quelle que soit l'explication, les lavements peuvent être vomis ; et le fait que je vais rapporter est destiné à le prouver. Ce fait est raconté avec quelques détails afin que le lecteur sache qu'on a pris toutes les précautions possibles pour

---

(1) Briquet. De l'hystérie, p. 315,

être en garde contre les supercheries qu'il faut toujours craindre quand on est aux prises avec un fait anormal. »

OBSERVATION XXVII.

(Briquet).

Hystérie. Iléus nerveux.

Une jeune fille de 27 ans, est entrée à l'hôpital de la Charité dans le courant du mois de mai 1857 pour s'y faire traiter d'accidents hystériques fort variés, mais dont le plus pénible était une somnolence continuelle. On pense a la réveiller en lui faisant prendre du café ; mais au bout de quelques jours, elle ne put plus supporter cette infusion, pour laquelle elle avait de la répugnance, et la vomissait aussitôt qu'elle était ingérée.

Désirant satisfaire à l'indication, on pense à l'administration par la voie des clysteres et on fit prendre de cette maniere une infusion de 32 grammes de café en poudre dans 600 grammes d'eau. Ce lavement, pris avec une grande repugnance causa bientôt beaucoup de malaise, des coliques, des gargouillements, des nausées, puis, des efforts pour vomir, et au bout d'une demi-heure, ces efforts expulsèrent par la bouche un liquide qui avait la couleur et l'odeur très prononcée du café ; la malade prétendit qu'il en avait la saveur.

La quantité de liquide vomie pouvait être évaluée au tiers de la quantité qui avait éte administrée en lavement.

La malade n'avait pas pris de cafe depuis deux jours ; celui qu'elle avait pris les jours precédents avait ete constamment vomi de telle façon qu'il était difficile de supposer qu'une portion de cette infusion eût éte, malgre les vomissements gardée dans l'estomac pendant deux jours, et conservée intacte au milieu des aliments qui avaient été pris et convenablement digéres pendant ces deux jours.

Il fallait néanmoins, pour éviter toute chance d'erreur recommencer l'experimentation, et on administra, au bout de deux jours 560 grammes de décoction de café noir en lavement. Ce lavement, fut donne en ma presence pendant la visite du matin ; et, a peine administré, les choses se passerent comme précédemment ; après toutes sortes de malaises la décoction fut vomie sans mélange apparent d'aucune substance étrangère, au bout de quelques minutes,

Toutes les personnes qui étaient présentes à la visite constatèrent bien l'odeur du café qui était très manifeste et à peu près aussi forte que la décoction donnée en lavement : elle en avait completement la couleur ; c'était absolument le même liquide que celui qui avait été administré en lavement.

Pendant tout le temps qui s'est écoulé entre l'administration du lavement et les vomissements, la malade n'a pas quitté son lit, où elle a été constamment surveillée, de telle sorte qu'il n'est pas possible qu'elle ait bu du café caché quelque part au voisinage de son lit.

Pour varier l'expérience, on a fait administrer, toujours à l'heure de la visite, à deux jours de distance l'un de l'autre chaque fois, un lavement de café dans lequel on avait mis de la magnésie en quantité, chacun d'eux a été reçu avec une grande répugnance, chacun d'eux a provoqué les malaises, les nausées, les efforts de vomissements accoutumés, et ils ont l'un et l'autre été vomis au bout de deux heures avec tous les caracteres du café ; mais la matiere vomie ne contenait que des traces de magnésie.

Ces derniers résultats répondent victorieusement à une objection possible.

Les lavements ont été pris sous nos yeux, ils ont été vomis sous nos yeux, on a eu la certitude qu'il ne se trouvait à la portée de la malade aucune préparation de café ; mais il se pourrait que, malgré la surveillance, et sous les couvertures du lit, à l'aide de quelques mouvements, la malade ait rendu par l'anus une portion du lavement qu'on venait de lui administrer, et l'ait avalée pour la vomir ensuite ; or cette manœuvre n'a pu exister, car il y aurait eu de la magnésie dans la portion vomie, tandis que, les deux fois, les réactifs cliniques n'ont pu en déceler que des traces. Pour lever tous les doutes on a pris une substance qui n'entre pas dans les usages économiques ; on a donné un lavement avec de la teinture de tournesol à l'instant même où ce liquide arrivait de la pharmacie. Il n'était jamais entré de cette substance dans la salle ; la malade croyait prendre du café, douze minutes après la prise du lavement, la teinture de tournesol était vomie, et sa couleur bleue tournait à un rouge, qui, d'abord pâle, est devenu très vif.

Enfin, on administra un lavement d'eau salée, et un quart d'heure après, la malade vomit un liquide très salé qui, traité par le nitrate d'argent, donna un précipité blanc très abondant de chlorure d'argent ».

Voici maintenant comment s'exprime M. le professeur Jaccoud :

« En 1867, je reçus dans mon service, à l'hôpital Saint-Antoine, une jeune femme atteinte d'hystérie convulsive; au bout d'une quinzaine de jours, cette malade fut prise de constipation complète, et sans météorisme notable, elle se mit à vomir des matières stercorales, non pas les matières fécaloïdes de l'occlusion ordinaire, mais de véritables excréments condensés, solides, cylindriques, de couleur brune, d'odeur normale : il suffisait d'un coup d'œil pour être certain qu'ils provenaient du gros intestin. Connaissant l'esprit de supercherie des hystériques, sachant d'autre part que la physiologie n'admet pas le renversement de la valvule de Bauhin, j'établis autour de la malade une surveillance occulte; mais il fallut se rendre à l'évidence, d'autant mieux que le troisième ou quatrième jour, un de ces vomissements eut lieu devant nous, le matin à la visite : les matières étaient semblables à celles des jours précédents, c'étaient des excréments purs, et pour tout dire en un mot, c'était une défécation par la bouche. Je m'attendais à voir survenir l'état grave de l'occlusion intestinale, il n'en fut rien; les vomissements survenaient une fois, deux fois au plus en vingt-quatre heures, et, sauf le dégoût passager qui les suivait, l'état de la malade était satisfaisant : elle mangeait comme d'habitude, les digestions étaient bonnes, et pendant la durée de cette singulière attaque, elle n'eut pas un seul accès convulsif. Le huitième jour mit fin à cette défécation buccale; les matières reprirent leur cours naturel. Dix jours plus tard, cette femme est prise de fièvre typhoïde grave, elle succombe dans le troisième septénaire, et à l'autopsie nous trouvons les lésions ordinaires du typhus abdominal, mais rien, absolument rien qui puisse expliquer le renversement du cours des matières. La valvule iléo-cæcale avait les dimensions et sa disposition ordinaires.

De ce fait qui a été observé avec la plus scrupuleuse attention, tant par moi que par le D' Dieulafoy, alors mon interne, découlent les conséquences suivantes. L'iléus nerveux, l'occlusion par spasme intestinal est une réalité. En l'état pathologique, la valvule de Bauhin peut être forcée, et l'on peut observer des vomissements stercoraux, une véritable défécation buccale..... Je n'ai pas observé d'autre cas semblable au précédent; mais un peu plus tard, j'ai vu dans mon service, à l'hôpital Lariboisière, une femme très nerveuse qui a présenté pendant plusieurs jours l'ensemble des accidents de l'occlusion commune, avec les vomissements fécaloïdes ordinaires ; plusieurs traitements avaient échoué et déjà l'opportunité de l'intervention chirurgicale était discutée, lorsqu'une médication antispasmodique « belladone, castoréum, camphre, rétablit le cours des matières. »

On observera qu'ici il n'y avait pas au moment des vomissements ces douleurs, ce malaise signales par Briquet chez sa malade.

M. Daniel Fouquet a eu le rare bonheur d'observer, de son côté, un cas d'iléus nerveux. Il en a consigné l'histoire dans sa thèse : « De quelques spasmes d'origine hystérique » à laquelle nous l'empruntons (1).

____

(1) Thèse de Paris, 1880.

Observation XXVIII.

Vomissements stercoraux, hystérie convulsive.

T.... (Louise), 20 ans, couturière, taille moyenne, cheveux chatains, visage d'une pâleur jaunâtre. Elle a l'aspect de la chlorose. Les règles sont apparues à 16 ans, et elle a toujours été assez mal réglée depuis. Habituellement constipée, elle reste souvent cinq ou six jours et même davantage sans aller à la garde-robe. Elle semble être dans la misère et se nourrir fort mal. Son pere est mort d'accident. Sa mère est très nerveuse. Une de ses sœurs est morte phthisique à 18 ans. Une autre se porte assez bien maintenant, mais a eu des attaques de rhumatisme articulaire aigu. Cette dernière est mariée et a eu deux enfants qui sont morts de convulsions Elle a aussi deux frères, en bonne santé tous les deux. Louise T... est tres nerveuse comme sa mère. Elle pleure et rit sans motifs, mais elle n'a jamais eu d'attaques de nerfs jusqu'à ce jour. En octobre 1875, elle sort pour eller reporter son ouvrage, et est subitement prise dans la rue de violentes coliques; ses douleurs sont tellement vives, qu'elle est obligée de s'arrêter et de demander du secours. On la reçoit chez une fruitière qui s'empresse de lui donner du vulnéraire.

Les douleurs augmentent, elle pousse des cris plaintifs. Nausées, éructations, borborygmes, respiration pénible, une anxiété extrême est peinte sur son visage. C'est à ce moment que le hasard nous fait rencontrer cette malade. Comme elle habite dans le voisinage, nous conseillons de la transporter chez elle, mais au moment où deux personnes la soutiennent pour la reconduire, elle devient tout à coup extrêmement pâle, une sueur froide lui couvre le front et les mains et elle est prise de vomissements. Elle rejette d'abord des aliments, de nouvelles nausées amenent de la bile, et apres plusieurs efforts infructueux, elle vomit des excréments durs, d'un vert noirâtre, mêlés a une matière liquide de couleur plus claire. Ces matieres répandent une odeur infecte, tres caractéristique. La malade est complètement affaissee sur une chaise dans un état profond de prostration, elle a le regard egare. et continue a se plaindre. Bientôt les efforts de vomissements reparaissent et amènent encore l'expulsion de matières semblables.

Au bout de quelques minutes, elle revient à elle peu à peu, rougit, et paraît tres confuse de l'accident qui vient de lui arriver. Elle est alors reconduite chez elle où sa mère, informée de ce qui était arrivé, nous dit que les mêmes accidents se sont produits, il y a trois mois dans des circonstances analogues. Nous apprenons aussi que dequis un an elle tousse fréquemment, et à l'auscultation nons trouvons des craquements très manifestes au sommet du poumon droit. La malade complètement remise de son accident, nous affirme alors n'avoir pas été à la garde-robe depuis vingt jours.

Les jours suivants elle put reprendre son travail, mais six semaines environ plus tard, elle fut prises de grandes attaques d'hystérie qui revinrent à des intervalles plus ou moins rapprochés et s'accompagnèrent d'une hémi-anesthésie du côté gauche, et d'ovaralgie du même côté. Fait digne de remarque, lorsques ses attaques revenaient, la toux était moins opiniâtre, et l'etat du poumon semblait s'améliorer; mais, la malade était obligée d'interrompre son travail, elle prenait du bromure de potassium, et à mesure que les accidents nerveux diminuaient d'intensité, l'état du poumon s'aggravait de nouveau.

En 1876, les deux poumons était pris et en avril 1877, la malade succombait. Elle n'avait pas eu d'accidents hystériques pendant les six derniers mois de sa vie.

Ces accidents de vomissements stercoraux ne sauraient se confondre avec les vomissements fécaloïdes de l'occlusion intestinale qui en diffère par tous les symptômes, par la marche, et par la nature même des matières vomies, nous n'insisterons donc pas sur le diagnostic. Nous ferons remarquer qu'au point de vue étiologique la constipation, dans les observations ci-dessus relatées, paraît avoir joué un rôle au moins adjuvant.

CHAPITRE III

Gastralgies.

———

La gastralgie est l'hyperesthésie de l'estomac. Que cet état hyperesthesique porte seulement sur la muqueuse, ou bien aussi sur les tuniques musculeuse ou séreuse, peu importe; il est très probable qu'elles sont toutes trois affectées. Le uerf malade est le pneumogastrique; le droit fournissant incomparablement plus de rameaux gastriques que le gauche, il est probable que c'est celui-là surtout qui est en cause.

La fréquence de la gastralgie chez les hystériques ne saurait faire de doute, néanmoins à cause de sa fréquence même, il est fort probable qu'on l'a encore exagérée.

Toute hystérique qui souffre de l'estomac n'a pas nécessairement une gastralgie hystérique, alors même qu'elle est exempte d'affections viscérales dont la gastralgie est un symptôme des plus habituels (maladie des centres nerveux, du foie, des reins, du cœur, tuberculose pulmonaire, affections chirurgicales intéressant les nerfs splanchniques et vagues, etc.). Pour que la gastralgie soit légitimement attribuable à l'hystérie, il faut donc qu'elle ne puisse pas se rattacher a ces affections *cum materia*.

D'autres maladies produisent encore la gastralgie par un mécanisme encore incertain, mais dans lequel paraissent être mises en jeu cette claudication fonctionnelle. cette faiblesse irritable qui est l'essence même de l'hystérie ; telles ces gastralgies réflexes des affections utérines chroniques et de la lithiase biliaire, ces gastralgies anémiques, chlorotiques.

Elles tiennent de près à l'hystérie, mais dans ces cas on ne saurait invoquer la cause névropathique qu'autant que l'effet par son intensité sera hors de proportion avec la maladie principale; par exemple, dans le cas où des troubles utérins peu accentués s'accompagneraient d'une forte gastralgie.

Est-il besoin de dire qu'il sera bien délicat de qualifier la gastralgie lorsque le malade aura été longtemps ou sera encore sous le coup de ces intoxications chroniques dont la gastralgie constitue un accident habituel : saturnisme, hydrargyrisme, alcoolisme, impaludisme, ou de ces dystrophies telles que : diabète, syphilis, tuberculose, brightisme chronique, maladie d'Addison, goutte et diathèse rhumatismale en général.

Dans ces cas, évidemment, la part de l'hystérie sera toujours plus ou moins hypothétique, il faudra au moins que les douleurs soient franches de toute lésion gastrique ou qu'elles en dominent nettement la symptomatologie. Tant mieux pour le diagnostic si elles coïncident avec un état hystérique bien marqué et si la gastralgie présente franchement les allures communes à tous les accidents hystériques: mobilité, bénignité, alternance.

Ces réserves faites, la gastralgie hystérique est assez fréquente. Suivant Briquet, elle commence a un âge encore tendre, et elle aurait une véritable valeur diagnostique et pronostique; il a dit, en effet: « Quand une jeune fille éprouve de la gastralgie dès son enfance, on peut assurer que plus tard elle deviendra hystérique. »

Il n'est personne qui n'ait eu l'occasion de constater la profonde vérité clinique de cet aphorisme. Beaucoup de ces cas de gastralgie juvénile se développent sans doute sous l'influence d'un état chloro-anémique, mais cet état suscite lui-même tant d'accidents analogues à ceux de l'hystérie, du moins dans les chloroses douloureuses, qu'on peut grouper ces cas sous la dénomination mixte de chloro-hystérie.

Quant aux causes occasionnelles, leur influence est comme toujours beaucoup exagérée par la prédisposition névropa-thique, nous ne ferons que les citer, ce sont : les dérange-ments de l'estomac, les mauvais traitements et toutes les causes morales dépressives, le traumatisme, une hygiène mal entendue, l'usage abusif des irritants locaux, des toni-ques géneraux. Cette gastralgie commence quelquefois gra-duellement, tantôt elle suit de près une attaque.

L'etablissement de la menstruation, le traitement long-temps continué par le fer, les amers tanniques à haute dose en sont aussi souvent l'origine, d'où l'indication chez les sujets prédisposés d'utiliser plutôt les amers vrais et de n'u-ser du fer qu'en se soumettant aux règles classiques de son administration.

Lorsque la gastralgie se développe lentement, selon Bri-quet, le trouble nerveux qui en résulte devient l'origine fré-quente des phénomènes de pica et de malacia avec leurs sympathies et leurs antipathies singulières. La détérioration de l'organisme qui s'en suit favorise l'apparition des autres phénomènes hystériques.

La douleur constitue le phénomène principal, celle-ci est

tantôt sourde et continue, répondant dans le dos, tantôt elle procède par crises fort douloureuses. Elle augmente presque toujours après l'ingestion des aliments ainsi que la dyspnée qui l'accompagne, il y a du tympanisme gastrique, des éructations gazeuses, des pulsations abdominales et épigastriques. Si cet état est très marqué, des vomissements surviennent, et débarrassant l'estomac, apaisent la douleur. Selon probablement, le mode ou le degré d'altération que subit la sensibilité de l'estomac, il y a des cas où le contact des aliments détermine des spasmes énergiques avec rejet immédiat de la moindre parcelle alimentaire, c'est alors que son arrivée dans le ventricule éveille ces vives douleurs, comparées par les patients à une sensation de brûlure, de constriction, de déchirement, etc.

L'affection s'accompagne assez souvent d'autres troubles nerveux: névralgie intercostale et pleuralgie du côté gauche, épigastralgie, palpitations par hyperesthésie de la paroi thoracique.

Selon que l'irritation des rameaux sensitifs du nerf vague se limite aux rameaux gastriques, ou retentit sur toutes ses branches, on a affaire à la gastralgie simple ou à la *pneumogastralgie* (H. Huchard) dans laquelle, aux signes de la cardiodynie simple se surajoutent les troubles fonctionnels du cœur et des poumons.

Alors, l'arrivée des aliments dans l'estomac avec la douleur de gastralgie provoque des symptômes qu'on ne saurait rattacher qu'à l'exaltation des propriétés dynamogéniques et de l'action cardio-inhibitoire des pneumogastriques. Ce sont : de la dyspnée, voire même une véritable orthopnée avec suffocation, des palpitations et même une légère sensation de griffe rétro-sternale et symptômes légers et mobiles d'une pseudo-angine de poitrine.

Cette dyspnée réflexe ne doit pas être confondue avec la dyspnée mécanique qui accompagne si souvent la distension de l'estomac ; elle est absolument indépendante de la quantité des aliments ingérés. M. le professeur Potain a observé une hystérique chez qui la moindre parcelle de pain déterminait aussitôt un accès de suffocation des plus inquiétants avec phénomènes d'arhythmie cardiaque.

D'après les observations de M. Potain, au moment de l'accès, la matité cardiaque augmente, la pointe du cœur se dévie en dehors, le second bruit s'accentue dans la région de l'artère pulmonaire, montrant que la tension s'élève considérablement dans ce vaisseau. Ces phenomènes sont passagers et s'effacent graduellement, mais ils pourraient à la longue devenir persistants et déterminer ainsi une dilatation cardiaque due à une résistance exagérée des capillaires du poumon.

Les symptômes ne sont pas toujours aussi marqués, mais il se pourrait que ces dyspnées légères qui accompagnent si souvent les accès de gastralgie n'eussent d'autre origine que des troubles synergiques des rameaux gastriques, cardiaques et pulmonaires des pneumogastriques, comme l'a démontré tout dernièrement M. Huchard (1). On constate souvent une douleur sur le trajet des nerfs vagues au cou, entre les attaches sternales et claviculaires des sterno-mastoïdiens. Cette douleur n'est jamais spontanée, mais on la provoque facilement par la pression sur l'un ou sur l'autredes nerfs vagues, quelquefois sur les deux, peut-

(1) Des synergies du pneumogastrique. Union médicale, 1879 et 1883.

être plus souvent sur celui du coté droit. Cette douleur peut être fort vive.

La gastralgie s'accompagne fréquemment pour ne pas dire toujours de *rachialgie* ; or dans ces cas il est difficile de dire si c'est celle-ci qui dépend de celle-la, ou inversement. En effet quand la rachialgie est essentielle et dépend de l'hystérie elle peut être considérée, et elle l'est de fait par le professeur Potain, comme une sorte de névrose dans une névrose et, selon le niveau auquel elle existe, elle suscite de son propre fait, soit par action réflexe, soit par l'intermédiaire des nerfs rachidiens qui en naissent, des troubles différents. La rachialgie siege-t-elle dans la région cervicale, on observera l'existence de troubles dans les sens spéciaux tels que amblyopie, diplopie, cécité transitoire, bourdonnements, hallucinations, bruits de tonnerre, troubles du goût ou de l'odorat ; des désordres psychiques : céphalalgie, vertiges, insomnie, troubles des idées, pertubations mentales ; siège-t-elle dans la région dorsale, on observera de la dyspnée, de la cardialgie, des accidents dyspeptiques : flatulence, nausées, vomissements. Au contraire, existe-t-elle dans la région lombaire, il y aura surtout des myosalgies, de la fatigue musculaire ou do la névralgie sciatique, des troubles de la motilité dans les membres inférieurs, une paraplégie même complète avec des contractures et des convulsions des membres paralysés, ou bien encore des douleurs ovariennes, utérines, recto-vésicales, de la dysurie et du ténesme.

Ces troubles, selon M. Potain (1), peuvent aller jusqu'à la fluxion et l'hémorrhagie. Cette rachialgie peut être, en

______

(1) Potain. De la rachialgie. Gaz. méd., 1879.

effet, assez vive pour que la pression arrache des cris à la malade et amène une syncope. D'où l'indication expresse en recherchant ce signe de presser doucement pour se mettre à l'abri d'une si redoutable éventualité.

Or, ces faits qui constituent une forme d'*hystérie douloureuse* sont peu en rapport avec ce que nous savons sur la sensibilité du tissu fibreux qui recouvre et réunit les apophyses épineuses. C'est cet ensemble synergique de la rachialgie qui a si longtemps induit en erreur et fait prendre l'irritation spinale pour une affection de la moelle épinière, erreur diagnostique devenue aujourd'hui illégitime, mais qui, naguère encore, a coûté la santé et la liberté à beaucoup de jeunes hystériques, et ravi à bien des mères « leur somme et leurs chansons ».

Quelquefois la pression est aussi douloureuse sur les ligaments interépineux que sur l'apophyse elle-même : c'est ce que nous avons noté dans l'observation de L..., Hortense, hystérique et cataleptique.

On a vu dans l'observation due à M. Armaingaud, à propos de la forme vaso-motrice de l'hystérie, le parti que le savant médecin de Bordeaux avait su tirer de l'existence du point apophysaire de la deuxième vertèbre dorsale et de la connaissance des rapports qui l'unissaient avec une névralgie intercostale. Un vésicatoire au niveau de la vertèbre fit disparaître la névralgie et l'application de courants intermittents sur ce point dissipèrent les accès de sommeil de sa malade. Les vomissements, comme nous l'avons dit, sont fréquents et précoces, souvent peu abondants, douloureux, accompagnés de nausées et quelquefois suivis de diarrhée. Si l'hyperesthésie est localisée au pharynx et à l'œsophage, ces vomissements suivent immédiatement l'ingestion des aliments. Or, ces vomissements peuvent être incoercibles et se répéter plus ou moins longtemps.

Les tolérances singulières pour certains liquides, que nous avons signalées plus haut à propos des vomissements spasmodiques, se rencontrent encore ici.

Une de nos malades gastralgiques et dont nous relatons plus loin l'histoire, était affectée de vomissements incoercibles. Rien, absolument rien n'était gardé, si ce n'est heureusement l'opium qui servit à la guérir, mais l'eau de Seltz, le lait, la glace, tout était immédiatement rejeté, et cependant, plusieurs fois nous l'avons, en notre présence, fait boire « à la régalade » 200 grammes de café tiède. Celui-ci était toujours gardé, même lorsque la malade était affectée de nausées et de vomituritions discontinues, suscitées par des tentatives antérieures.

Malgré la fréquence des vomissements, si l'état général reste bon, grâce à cette inhibition vitale si fréquente à un degré plus ou moins accusé chez les hystériques, les forces se conservent, le pronostic est favorable.

M. Bernutz a vu une hystérique qui, en raison des douleurs éveillées par l'ingestion de la moindre parcelle d'aliments et des vomissements qui survenaient aussitôt, vécut six mois sans grands dommages pour sa santé, avec des lavements de bouillon et de lait. De son côté, Briquet a observé une hystérique, qui pendant la durée du choléra de 1848, ne cessa pas un seul jour de vomir tout ce qu'elle prenait, ce qui ne l'empêcha pas de sortir indemne de l'épidémie et de conserver son embonpoint. Si au contraire cet arrêt n'a pas lieu, la cachexie arrive promptement et tous les traitements, le gavage lui-même, échouent.

On a cité quelques cas de mort par gastrodynie hystérique et, dernièrement encore, M. Guyot a observé une jeune malade qui fut prise de ces vomissements, incoercibles par tous les moyens connus ; au soixante-treizième jour de ses vomissements, le gavage, malgré la bonne volonté de la malade, échoua complètement ; la cachexie fort avancée au moment du gavage augmenta rapidement et la jeune fille mourut quatre-vingt-trois jours après son premier vomissement.

Même chose arriva pour la fille d'un éminent médecin, qui mourut littéralement de faim, après plusieurs années de douloureuses tortures et sans que l'autopsie permît de découvrir la moindre altération anatomique. Nous avons observé pour notre compte un fait analogue. Dans le cas précédent, les crises de gastralgie avaient remplacé des crises d'hystéralgie. Chez un malade de M. Bernutz, ce fut l'éclosion d'une phthisie qui hâta la mort, mais on peut se demander, ici comme toujours, si cette gastralgie chez une hystérique ne cachait pas un prodrome de cette phthisie à début gastralgique, qui constitue avec la forme sèche anhémoptoïque, l'une des variétés les plus insidieuses et les plus rapides de la tuberculose pulmonaire chronique.

Il faut donc distinguer, avec M. Huchard, une *gastrodynie bénigne* admettant quelques aliments ou sans retentissement sur la santé générale, et une *gastrodynie grave* très rare, susceptible cependant d'amener la mort.

Diagnostic. — La gastralgie hystérique ne doit pas être confondue avec l'épigastralgie, coïncidant souvent avec elle et qui n'est autre chose qu'une algie des muscles droits de l'abdomen. Celle ci peut être très accusée, unilatérale, mais elle n'est pas spontanée. On la reconnaîtra en pinçant le corps de ces muscles entre les doigts et leurs attaches au cartilage des fausses côtes, en les frôlant légèrement. Souvent ces manœuvres suffisent pour éveiller la douleur musculaire et la différencier de la gastralgie, qu'on pourrait provoquer par la pression du creux épigastrique.

, La *marche* de la gastralgie n'a rien de précis, elle peut alterner avec un autre accident, cesser ou recommencer subitement. Il est très ordinaire de constater un état latent de souffrance stomacale, dont l'hystérique ne songe à se plaindre, que si l'on vient à l'exagérer par la pression du creux épigastrique. D'ailleurs il est intéressant de constater combien dans certaines hystéries douloureuses, à côté de douleurs spontanées, il en existe d'autres dont l'hystérique ne songe point à se plaindre ; quand la pression vient à réveiller ces douleurs tacites, c'est une véritable révélation pour l'hystérique elle-même, et telle est leur multiplicité dans le champ de l'exploration qu'on a peine à se défendre de soupçonner la fraude.

Au début de cette étude, nous nous sommes attaché à montrer combien le diagnostic de la gastralgie hystérique est délicat, et avec quelle facilité on peut rattacher à la névrose des douleurs gastriques, dues soit à des affections de l'estomac (notamment à l'ulcère rond), simulant d'autant mieux la gastralgie hystérique, qu'elles pourraient elles-mêmes, d'après le professeur Germain Sée, susciter des accidents hystériformes (dyspepsies hystériformes) (1).

MM. Lecorché et Talamon ont rapporté des exemples nombreux, où le catarrhe chronique de l'estomac déterminait, avec un certain degré de cachexie, des troubles fonc-

______

(1) G. Sée. Traité des dyspepsies.

Lecorché et Talamon. Etudes cliniques de la maison de santé. Paris, 1880.

tionnels multiples du système nerveux ; néanmoins, lorsque ces troubles de l'estomac sont obscurs et s'accompagnent de stigmates bien accentués de la névrose, il nous semble excessif de les rattacher à la seule perturbation du tube digestif, et la prédominance de l'un ou de l'autre ordre de symptômes peut seul établir le diagnostic entre les troubles hystériques et les troubles hystériformes de l'estomac. Par exemple, dans l'observation suivante, les accidents paraissent pour nous relever de la seule hystérie ; dans les autres cas cités, la plupart des désordres nerveux nous semblent suscités par l'état languissant des fonctions d'assimilation qui favorise l'irritabilité du système nerveux, conformément à l'aphorisme fameux : « Sanguis moderator nervorum ».

Observation XXIX.

(Lecorché et Talamon.)

Gastrite. Troubles nerveux périphériques.

D..., âgée de 14 ans, entrée le 2 mai 1879.

Varioloïde et rougeole à 2 ans, angine couenneuse à 3 ans, fièvre muqueuse à 5 ans. Depuis cette époque, elle s'était bien portée, un peu nerveuse et impressionnable. Au mois de juillet dernier, elle était dans d'excellentes conditions de santé, commençant à se former. A ce moment, sans cause que puissent indiquer les parents, elle a commencé à perdre l'appétit et les forces ; elle est devenue languissante, refusant de manger, s'affaiblissant de jour en jour. Le médecin a attribué ces troubles a la puberté naissante, a ordonné du fer, des toniques. A partir du mois de septembre, l'enfant a refusé toute nourriture, on n'a pu lui faire prendre depuis lors, ni viande, ni bouillon, à grand'peine un peu de lait. Elle a vécu de gâteaux, de sucre, de fruits, de noix, de noisettes, de châtaignes, jamais elle n'a vomi. En novembre, elle est venue à Paris consulter. Un pharmacien aurait trouvé à cette époque de l'albu-

mine dans les urines, mais en décembre, l'urine, examinée par
M. Cornil, ne contenait pas trace d'albumine. Au mois de novembre, elle a eu, pendant une quinzaine de jours, de la fièvre, le soir.
Depuis le commencement de mars, ce mouvement fébrile vespéral
a reparu. Elle est devenue très désagréable, colère, fantasque, emportée, battant sa mère quand elle veut l'obliger a manger, pleu-
rant au moindre motif. Pas de crises de nerfs.

Etat actuel. — Fillette considérablement amaigrie, elle ne pèse
que 57 livres, chairs flasques, muscles atrophiés ; elle a les joues
colorées quoique creuses. Elle n'est pas réglée. La mère affirme
qu'elle n'a pas d'habitude de masturbation ; elle l'a' toujours surveillée à ce point de vue, et n'a jamais rien remarqué. Les organes
génitaux paraissent donc hors de cause. La langue est large, couverte d'un enduit blanchâtre. Bouche mauvaise, empâtée, sans
amertume, pas de vomissements, ni de renvois gazeux ou liquides.
Rien ne lui fait envie.

Elle ne demanderait pas à manger et n'y songerait pas, si on ne
la forçait à prendre quelques cuillerées de lait ou quelques fruits.
Dès que le lait arrive dans l'estomac, elle sent un poids a l'épigastre, mais sans douleurs gastralgiques ; elle ne vomit jamais. Constipation opiniâtre, ne va que par lavements.

Elle ne tousse pas; auscultation normale, palpitations fréquentes,
battements de cœur réguliers, lents à 70, sans souffle, rien au foie
ni à la rate. Elle accuse une sensation de froid continuelle. Les
extrémités sont souvent glacées, ordinairement pâles ou violacées, surtout quand elle vient de prendre une douche. Il n'y a nulle
part ni anesthésie ni analgésie. Au contraire, hyperesthesie très
marquée en certains points, sur le thorax ou dans les gouttières
vertébrales. La pression du flanc et de l'hypochondre droit est
très douloureuse, moins à gauche. Douleur vive à la pression de
la région dorso-lombaire, et tout le long des gouttieres vertébrales,
surtout à droite. Douleurs à la pression des sciatiques, points fes-
siers, fémoraux, à la pression des nerfs du bras, au niveau du
coude. L'enfant accuse des fourmillements, des picotements dans
les mains et les pieds, souvent crampes dans les mollets, dans les
pieds, dans les mains, qui deviennent raides, très douloureux, se
fléchissent en griffes, douleurs frontales, douleurs à la pression des
points sus-orbitaires et temporaux.

Pas de troubles de la vision ni de l'ouïe; température 37,6. Urines claires, ni sucre ni albumine. Purgatifs salins répétés, puis douches froides, teinture de noix vomique.

15 mai. L'enfant est beaucoup mieux, elle a la figure moins abattue, plus éveillée; elle mange du potage, un œuf, du lait, des échaudés.

Elle a encore la bouche mauvaise, la langue un peu sale. Insomnie, mêmes troubles nerveux.

15 juin. L'enfant est toujours dans le même état, mangeant un jour, refusant de manger un autre jour, tantôt se plaignant d'avoir la bouche mauvaise, tantôt accusant des crampes, des fourmillements.

Le 21. Urines des 24 heures : q. 500, d. 1,010, col. 2. Urée par litre : 6,405, total : 3,202.

Le 30. A mangé hier un riz de veau, deux bouchées de pain, une tasse de lait ; rien autre. Urine des vingt-quatre heures : q. 500, d. 1,010. Urée par litre : 3,843; total : 1,921.

1er juillet. Un peu de lait, une bouchée de poulet, quelques cerises. Urines : q. 550, d. 1,007. Urée par litre : 2,562; total : 2,021. Acide urique 0,09 par litre ; total : 1,537.

Le 4, Urine : q. 550, d. 100. Urée 3,843 par litre ; total : 2,113 Acid. urique 0,066 par litre ; total : 0,103.

Le 5. Urines : q. 500, d. 1,010. Urée 4,193; total: 2,095. Acid, urique 8,10 par litre; total : 0,05.

L'enfant pese aujourd'hui 65 livres.

Sort le 15 juillet.

D'autres fois, la gastralgie peut faire croire à une affection commençante du système nerveux. Ainsi dans l'observation n° 8, la coexistence de la cardiodynie et de douleurs pseudofulgurantes des membres inférieurs, de douleurs anales, de troubles de la vue a pu faire penser au tabes, opinion que la conservation des réflexes, l'analyse approfondie des troubles de la réfraction, le caractère des vomissements, et surtout la manière dont ils prirent fin, ne tardèrent pas à rectifier.

Traitement.— Le traitement de la gastralgie et des vomissements réclame surtout l'emploi des préparations opiacées avant les repas, les injections de morphine, les fomentations chaudes et calmantes sur l'estomac; l'usage de la belladone, intus et extra, est aussi très bénéficiable.

Dans quelques cas, c'est à la combinaison de l'opium et de la belladone qu'il faudra avoir recours. Czernicki, a sous ce rapport relaté des observations fort curieuses. L'une de ses malades était une hystérique présentant tout le cortège symptomatique au complet de la grande névrose, et parmi lequel figuraient des vomissements incoercibles, avec une gastralgie fort intense ; celle-ci s'éveillait par l'ingestion de tout aliment, ne fût-ce que quelques gouttes d'eau, et dans certains cas les vomissements étaient plus abondants que les ingesta. La morphine calmait la douleur, mais était impuissante à arrêter les vomissements qui résistèrent également aux révulsifs cutanés. En vain on mit en œuvre les cautérisations ponctuées de l'épigastre, les douches froides sur la région, les pulvérisations d'éther, la glace, les boissons gazeuses, les peptones, etc. Ne sachant quel parti prendre, le jeune praticien résolut de joindre l'atropine à la morphine.. On injecta donc après le premier repas 01 centigr. de morphine, et cinq minutes après 1/2 milligr. de sulfate d'atropine. L'effet produit fut inespéré; la malade garda tous ses aliments ; le lendemain on supprima la morphine en gardant l'atropine ; les douleurs gastriques se produisirent, mais sans amener de vomissements, puis au repas suivant on supprima l'atropine en continuant la morphine, les douleurs disparurent, mais les vomissements se reproduisirent. Les expériences répétées amenèrent toujours des résultats identiques ; craignant l'accumulation, on injecta moins d'un 1/2 milligr. d'atropine, cela suffisait pour arrêter les vomissements. Supprimait-on l'atropine, ceux-ci se produisaient tout de suite. Le traitement était dès lors trouvé, la malade guérit rapidement; les vomissements cessèrent les premiers.

Czernicki a employé de nouveau cette méthode chez une vieille femme cancéreuse, qui vomissait avec persistance; les douleurs et les vomissements furent arrêtés encore par l'association de la morphine et de l'atropine.

Quand à l'hyperesthésie de la muqueuse gastrique se joint l'hyperesthésie du pharynx, M. Huchard recommande les pulvérisations d'une solution concentrée de bromure de potassium dirigées vers le pharynx, combinées avec des badigeonnages de la gorge avec la solution dont voici la formule :

Glycérine......................	20 grammes.
Bromure de potassium....	2 —
Chlorhydrate de morphine.	0,20 centigr.

Nous rappellerons aussi que la coca a récemment encore été préconisée comme un excellent anesthésique du pharynx.

A peine est-il besoin de rappeler que lorsque les opiacés échoueront, on pourra essayer avec avantage des autres calmants narcotiques : hachisch, belladone, jusquiame, stramoine, aconit, cigué, etc.

Mais il y a deux traitements sur lesquels nous désirons appeler l'attention : l'hydrothérapie et l'électricité.

L'hydrothérapie ne doit pas être prescrite et pratiquée d'une façon banale. Elle est indiquée dans presque tous les cas d'hystérie viscérale; mais il peut arriver que le traumatisme ou l'impression que produit la lance exaspère les accidents lorsqu'il existe des points douloureux ou des points hystérogènes. Il ne faut donc pas diriger le jet sur ces points et dans le cas de gastralgie avec épigastralgie, surtout dans les cas où la pression sur le creux épigastrique peut susciter des attaques il faut s'abstenir de choisir cette région, il faut également éviter les points rachialgiques.

L'oubli de ces notions rend compte des cas moins rares qu'on ne pense où « l'hystérie n'aime pas l'eau froide. » Huchard.) Nous rapportons plus loin l'observation d'une femme nerveuse, mais qui ne nous a point paru franchement hystérique, affectée de gastralgie essentielle, chez qui les lavages de l'estomac lorsqu'ils étaient employés à temps, suffisaient pour enrayer immédiatement les crises. On pourrait donc encore essayer de ce moyen.

Si l'interprétation étiologique de la dyspnée réflexe des hystériques par irritation des pneumogastriques est vraie, si avec Whelan, se fondant sur les données de la vivisection, on admet que l'atropine modère ou éteint l'action de cardio-inhibition des nerfs vagues dont l'exaltation serait l'origine de l'accès de dyspnée et d'ahythmie, l'indication de la belladone ou de l'atropine devient précise dans les cas où l'ingestion alimentaire provoque ces troubles cardiaques et respiratoires.

L'emploi de l'électricité dans le traitement des vomissements nerveux a été pour la première fois proposée et appliqué par Semmola en 1858. Depuis ce moment, la galvanisation lui aurait donné de tels résultats, et de si constants, que l'insuccès constituerait d'après cet auteur un appoint au diagnostic. Le vomissement contre lequel le galvanisme échouerait, témoignerait de son origine organique. Nous avons vu que tous les vomissements pour être hystériques n'étaient pas tous purement et primitivement nerveux. D'ailleurs, des réserves doivent être apportées à la puissance de l'électricité, et l'éclectisme ne saurait trop être loué chez les électro-thérapeutes naturellement enclins à s'exagérer l'efficacité du puissant agent qu'ils ont entre les mains et surtout à en généraliser trop indistinctement l'emploi.

C'est surtout dans les névralgies de l'estomac et dans les vomissements spasmodiques par pneumo-gastralgie que l'électricité en matière d'hystérie gastrique paraît trouver sa principale indication ; néanmoins elle pourra échouer chez certaines hystériques et donner au contraire quelques succès partiels dans des cas de vomissements liés à d'autres causes organiques, tels que des vomissements par inhibition vitale.

M. Apostoli (1) s'est fait récemment le principal promoteur de l'application de l'électricité galvanique au traitement de la gastralgie, de l'épigastralgie et des vomissements nerveux de l'hystérie.

Selon lui, le facteur essentiel de ces troubles serait une irritation directe ou réflexe des nerfs vagues et surtout de celui du côté droit.

L'intervention thérapeutique consiste à galvaniser le pneumogastrique fonctionnellement irrité. Les résultats souvents très satisfaisant qu'il a obtenus sous nos yeux, nous ont engagé à exposer succinctement le *modus faciendi*, et les résultats qu'on peut en espérer.

La méthode qui appartient en propre à M. Apostoli, consiste dans la galvanisation polaire positive du pneumogastrique droit; en cas d'insuccès, l'électrisation porte simultanément sur les deux nerfs vagues.

_____

(1) Apostoli. Bull. thérap., 15 novembre 1882.

Qu'il s'agisse de gastralgie, d'épigastralgie ou de vomissement la méthode est la même. L'électrode positive est posée sur le pneumogastrique droit à son passage entre les deux attaches inférieures du sterno-mastoïdien, à 0,01 centimètre au-dessus de l'extrémité interne de la clavicule, l électrode est constituée par un bouton de charbon de cornue conique, recouvert de peau de chamois et d'agaric préalablement mouillées, et monté, sur un manche que la malade peut tenir elle-même. Le circuit est fermé dans un point éloigné, l'électrode négative est par exemple placée dans la main gauche, elle présente une large surface et est humectée pour éviter la cautérisation. Les piles à courants continus, Leclanché cu Daniel ou leurs dérivées, sont au nombre de 25 à 40 éléments. L'appareil sera muni d'un collecteur, et d'un galvanomètre d'intensité qui marque la mesure du débit électrique. La force du courant est celle que la malade peut supporter ou qui suffit à apporter une amélioration chez la malade.

Ainsi s'agit-il de gastralgie ou d'épigastralgie; si dès le commencement le courant étant porté progressivement à 5 milli-Ampère la malade accuse une amélioration marquée dans la douleur et surtout, si, se méfiant du témoignage spontané de la malade, le médecin constate cette amélioration par la pression du creux épigastrique, il faudra en rester à 5 milli-Ampère; si l'amelioration n'est pas sensible, on pourra, sauf intolérance très variable chez les femmes, porter jusqu'à 10, 15, 20, 25 milli-Ampère et même au delà.

S'agit-il d'un vomissement incoercible? Voici comment M. Apostoli procède :

Selon lui il faut mettre le sujet en imminence de vomissement pour être mieux à même, en agissant à ce moment de l'arrêter et de l'éteindre, il faut en un mot mettre la malade dans les meilleures conditions où le vomissement se développe habituellement pour pouvoir faire avorter la crise, couper court à son explosion, détruire l'habitude pathologique de l'estomac et éteindre l'irritation du pneumogastrique. Dans un premier temps, il fait une séance de galvanisation polaire positive, l'estomac étant à vide et à titre de séance préparatoire, puis, sans interrompre l'électrisation, il fait avaler au sujet petit a petit et par fractions, l'aliment ou la boisson qui lui est antipathique et qu'il sait devoir provoquer le vomissements, puis la séance continue un temps variable après l'ingestion des aliments ou des boissons.

Pour la gastralgie et l'épigastralgie, il faut, si elles sont intermittentes, choisir de préférence le moment de la crise pour intervenir. En présence d'une douleur continue, ce qui est le cas le plus habituel, le moment importe moins, mais il faut faire les applications les plus multiples et les plus rapprochées qu'on le peut.

Quant à la durée de la séance, M. Apostoli formule, après de nombreux tâtonnements, la règle suivante :

Il faut continuer l'application du courant jusqu'à effet produit, tant que le sujet est sous l'influence, soit du spasme ou du vomissement, soit de la douleur, et ne l'interrompre que quelques minutes après que le calme complet est revenu.

Il faut de plus être prêt à la recommencer à toute menace de récidive pendant les quelques instants qui suivent la fin de la première électrisation. La galvanisation peut donc durer de cinq minutes à une heure et plus.

Pour clôturer une galvanisation, il faut procéder comme pour le début, c'est-à-dire jamais brusquement. On doit

donc retourner peu à peu à zéro en diminuant progressivement le nombre des couples que prend la manette.

Sous le rapport du nombre des applications, il n'y a rien
d'absolu ; d'ailleurs il est évident qu'il varie suivant la
ténacité de l'accident auquel il s'adresse.En thèse générale,
il faut renouveler les opérations le plus fréquemment possible et faire de préférence deux séances par jour, une matin
et soir en ne laissant jamais un jour de repos absolu à la
malade.

Dans le cas où un appareil serait mis entre les mains du
sujet, il faudrait recommander de renouveler la galvanisation à la première apparition d'un nouveau malaise. Ainsi
quelques semaines seront peut-être nécessaires pour traiter
une gastralgie où une épigastralgie qui récidive plus où
moins tôt après l'amélioration de chaque séance.

Quant au résultat, M. Apostoli se loue hautement de la
galvanisation tant dans la gastralgie que dans les vomissements hystériques. Elle n'exerce aucune influence sur les
autres névralgies hystériques, telles que névralgie sus-mam-
maire, ombilicale, ovarienne.

« Sur huit cas de vomissements, dit M. Apostoli, parmi
lesquels quatre incoercibles, dont l'un chez un homme por-
teur d'une hystérie franche et dont un autre remontait à
vingt jours, pas un malade n'a vomi pendant la première
séance. Quelques-uns ont revomi encore en très petite quantité le soir et le lendemain ; *de une à huit séances* ont suffi
pour que les malades ne vomissent plus depuis que je les ai
en observation.

Sur vingt cas de gastralgie et d'épigastralgie pris sans
aucune sélection et qui forment le total de tous les malades
que j'ai observés depuis le même temps, j'ai toujours cons-

taté une disparition totale de la douleur après chaque séance et un temps de repos qui a varié d'une heure à vingt-quatre heures.

Une seule malade, quoique ayant une diminution très notable de la sensibilité, ne l'a pas vue disparaître complètement après la séance ; depuis un mois qu'elle vient me cousulter d'une à deux fois par semaine seulement, alors qu'une séance quotidienne ou biquotidienne lui serait nécessaire, elle se trouve toutefois considérablement améliorée. Il y aurait lieu d'instituer pour elle, pour aller plus vite, la galvanisation bipolaire positive, ce que je me propose de faire.

Les dix-neuf autres malades que j'ai observées, et dont j'ai suivi jusqu'à ce jour deux et trois fois par semaine l'évolution de la maladie, vont très bien à cette heure. Le nombre des galvanisations que j'ai faites à chacune d'elles a varié de *trois à vingt*.

S'il nous est permis maintenant de parler d'après ce que nous avons vu, la gastralgie et l'épigastralgie sont toujours très notablement soulagées, la durée de ce soulagement varie pour chaque individu, et suivant leur disposition journalière ; ainsi, chez l'une d'elles, il y avait tantôt un repos de trente minutes, tantôt de toute la journée. Pour les vomissements, l'efficacité nous a paru moins constante. Il faut faire la part de l'idiosyncrasie individuelle, de la cause prochaine du vomissement, de la nouveauté du traitement, du diapason auquel le système nerveux des malades est monté (s'il m'est premis de m'exprimer ainsi), par suite de l'imminence possible de l'attaque.

Une hystérique s'est montrée complètement réfractaire à l'électricité; une autre, après avoir gardé pendant un certain temps son gavage, n'a pu bientôt le garder que lorsqu'il était suivi de la galvanisation. Après huit mois de traitement par le gavage et le lavage pratiqué 2 fois par jour, et la galvanisation une fois tous les deux jours, elle vomit ses aliments tantôt le matin, tantôt le soir, environ quatre fois sur cinq. Elle ne peut guère tolérer que du vin coupé d'eau de seltz, ne fait que sucer la viande et ne peut supporter ni le lait, ni le bouillon, ni absolument rien de solide. Depuis l'été dernier elle est dans ces conditions, ce qui ne l'empêche pas d'avoir pris beaucoup d'embonpoint et de présenter tous les attributs de la plus robuste santé; il est vrai qu'elle est ischurique.

Nous n'avons vu que des nausées et jamais de vomissements lorsque pendant la séance de galvanisation on leur faisait boire jusqu'à presque un litre de lait qu'elles prenaient avec une répugnance telle, qu'elles n'en pouvaient pas même supporter la vue. Deux fois nous avons vu le sommeil léthargique survenir pendant la séance même, sous l'influence probable de cette ingestion forcée, d'ailleurs la jeune malade aujourd'hui est prise chaque après-midi d'une somnolence léthargique qui dure jusqu'à six heures du soir.

Le traitement par l'électricité est loin de déplaire aux malades; au contraire, elles s'y soumettent presque avec plaisir. Par bien des titres donc cette méthode se recommande à l'attention des médecins.

Voici quelques observations de malades auxquelles nous avons fait allusion dans le cours de ce chapitre.

Observation XXX.

Gastralgie. Vomissements hyperesthésiques.

Camille Fau... entre le 28 juin dans le service de M. Huchard.

Elle a 19 ans, son père est bien portant, sa mère est morte d'une affection de la moelle épinière.

Pas de gourmes dans l'enfance. Pas de maladie antérieure grave. Pas d'attaques de nerfs. Aurait eu un érysipèle à 14 ans. Réglée à 14 ans. Menstrues régulieres, mais peu abondantes, elles ne duraient qu'un jour.

Au début elle toussait, avait des maux de tête, et aurait craché plusieurs fois du sang à cette époque.

Un seul vomissement de sang quinze jours avant d'entrer à l'hôpital, sang rouge et spumeux abondant, la moitié d'une cuvette environ.

Vomissements alimentaires dans la journée, précédant ou suivant indifferemment les repas.

Perte d'appétit. La malade se plaint de céphalalgie et de douleurs du côté du ventre. Névralgie du cuir chevelu. Clou hystérique à la suture sagittale, quelques douleurs térébrantes dans les tempes. Gastralgie. Epigastralgie. Insensibilité complete de l'épiglotte. Boule hystérique.

5 juillet. Pas de vomissements, mais nausées continuelles.

Lavages de l'estomac. Bouillon, lait, potages. Les nausées diminuent depuis les lavages. Pointes de feu sur le creux de l'estomac et sur le rachis, où il existe une vive douleur dans la région dorsale. Insomnies.

Le 21. Plus d'envies de vomir, mais étouffements, céphalalgie. Pouls, 100.

On continue les lavages de l'estomac une fois par jour.

Pulvérisation d'éther sur la nuque et le creux épigastrique où la douleur est plus forte.

Le 27. La malade supporte difficilement le tube Faucher, on cesse les lavages, et l'on badigeonne trois fois par jour le fond de a gorge avec une solution concentrée de bromure.

Le 29. Douleurs dans le dos, nausées aussitôt qu'elle veut avaler quelque chose, alimentation des plus réduites.

Glace à l'intérieur.

Pulvérisation d'éther sur la colonne vertébrale, 1 pilule de cynoglosse le soir.

Les vomissements surviennent surtout après les repas du soir et se prolongent encore sous forme .de vomituritions deux heures après.

Douches, alcalins, morphine.

2 août. Les vomissements succédant presque toujours aux tentatives d'alimention, la malade ne prend rien. Ayant réussi à avaler une petite tasse de chocolat, elle n'a cessé d'avoir des nausées, vomituritions et vomissements toute la journée.

Le 3. Les vomissements sont toujours fréquents, peu abondants ; la malade ne prend rien. Potion de rivière, éther, morphine.

Le 4. Les vomissements continuent. Chloroforme en applications locales sur le ventre et l'estomac. Pointes de feu dans la région épigastrique.

Le 8. Les vomissements persistent dans les mêmes conditions qu'auparavant.

Amaigrissement de 5 kilog. et demi.

Le 14. Les vomissements cessent subitement.

Le 19. La malade est dans un état général très satisfaisant, malgré la persistance de ses vomissements pendant un mois environ. Insomnie opiniâtre.

Le 20. Douleurs lombaires, douleurs épigastriques.

Appétit nul.

Hyperesthésie légère généralisée.

Pleuralgie. Pas d'ovaralgie. La malade sort dans un état satisfaisant de l'hôpital.

11 novembre. Les vomissements ayant reparu depuis une quinzaine de jours, en augmentant progressivement de fréquence, et la malade ne pouvant plus garder du lait, elle rentre à l'hôpital.

Régime lacté, bromure, douches.

Le 7, 8 et 9. Mouvement fébrile avec 38° de température en moyenne sans cause connue. Les règles viennent bien. Vomissements peu fréquents. Epigastralgie et rachialgie traitées sans succes par la galvanisation. La gastralgie toutefois a diminué légerement. Les vomissements sont rares, et l'appétit est bon. Continuation de la névralgie du cuir chevelu. Pas de névralgie faciale.

1er décembre. Un peu de difficulté à avaler ; dyspnée légère après les repas.

Le 7. Les vomissements ont recommencé incoercibles, seul le

café est parfaitement toléré. Les aliments sont rejetés aussitôt avalés, et chaque tentative est suivie d'un orage de vomiturition, de douleurs épigatrisques.

Douleur sur le trajet du pneumogastrique gauche.

La galvanisation, d'après la méthode de M. Apostoli, se montre totalement impuissante sur cette malade qui n'accepte d'ailleurs le traitement qu'avec une répugnance inexplicable.

Après une séance de pres d'une heure de durée avec 80 éléments, les vomissements ne peuvent en aucune façon être enrayés ; quant au café il passe toujours, mais lui seul.

Même insuccès pour la rachialgie et la gastralgie. On renverse le courant sans obtenir un meilleur résultat.

Le 11. Douleurs sur le pneumo-gastrique droit, ayant une grande intensité à la pression.

En présence de l'insuccès de l'électricité, M. Huchard prescrit le traitement suivant :

Avant chaque repas, 2 centigrammes d'opium. Guérison rapide des vomissements. Sortie.

OBSERVATION XXXI.

Grande hystérie. Gastralgie. Epigastralgie. Catalepsie, etc.

La nommée (Adolphine) Derisb..., est entrée il y a six mois, pour des attaques d'hystérie dans le service de M. Dujardin-Beaumetz, pendant les trois mois de son séjour, elle a présenté plusieurs manifestations hystériques ; attaques, léthargie, somnambulisme, catalepsie. Elle y rentre de nouveau pour un pied-bot hystérique. Boule hystérique, analgésie de la gorge, anesthésie totale des membres, surdité transitoire, goût altéré.

Névralgie faciale avec points douloureux au grand complet. Points hysterogènes sous le mamelon gauche, sous l'angle de l'omoplate pleuralgie, myosalgie, ovaralgie, etc. Menstruation troublée ; troubles de la vue, hémiopie de l'œil gauche, astigmatisme et infiltration profonde de la cornée droite. Ce dont la malade se plaint tres spécialement c'est, 1º d'une gastralgie permanente avec crises extrêmement aigues ; 2º d'une épigastralgie qu'eveille le plus léger frottement, enfin, de sa névralgie faciale étendue au cuir chevelu avec irradiation dans le cou. Diminution constatée des facultes intel-

.ectuelles et de la mémoire. Vomissements assez .fréquents. Alimentation très précaire, aucun appétit. Séances de galvanisation.

La galvanisation polaire positive, au bout d'un quart d'heure environ, fait complètement disparaître la gastralgie. L'amélioration persiste après la séance, pendant un temps variable de une demiheure à une heure, quelquefois beaucoup plus : mais l'amélioration disparaît aussitôt que la malade se met à manger. La nourriture augmente toujours les douleurs, aucun symptôme de dyspepsie, langue normale. Etat général satisfaisant. Après être restée dans le service avec un état stationnaire, la malade demande son exéat.

OBSERVATION XXXII.

Gastralgie. — Lavages.

La mère de cette malade était nerveuse, avait de fréquentes et et tenaces gastralgies, mais l'examen rétrospectif ne révèle pas d'attaques de nerfs, ou autres symptômes chez la malade. Elle a vingt-quatre ans, est mariée depuis six ans. Il y a deux ans, grossesse avec vomissements fréquents. Enfant venu à terme et mort à trois mois.

Les suites de couches ont duré quinze jours, mais depuis cette époque, la malade n'a jamais recouvré complètement la santé. Elle paraît légerement anémique, elle est maigre, petite, mais d'ailleurs ne se plaint guère que des gastralgies qui reviennent par accès, quelquefois ils restent trois mois sans apparaître ; tantôt ils se font sentir plusieurs fois par mois : ils coïncideraient plutôt avec les époques menstruelles, les accès sont bien caractérisés, ils s'accompagnent d'un agacement nerveux très marqué. Ils durent quelquefois quatre heures, et, à leur suite, la malade reste plusieurs jours sans pouvoir rien prendre autre chose que du lait. Vomissements sans aucun rapport avec les crises gastralgiques. Comme traitement, la malade fait tous les jours deux lavages, dont un avec 10 grammes de sulfate de soude, un autre immédiatement après avec du sous-nitrate de bismuth, enfin, pendant la crise, une injection de morphine. Depuis quinze jours, la malade y joint le gavage. Autrement elle vomit et souffre de l'estomac. A l'époque des règles elle suspend le lavage et le gavage, et ne peut alors prendre autre chose que du lait. Les crises éclatent surtout la nuit. Aussitôt

que l'accès est commencé, elle peut l'enrayer immédiatement par
un lavage de l'estomac ; mais si l'appareil n'est pas près, et le lavage exécuté sur-le-champ, la malade est obligée d'user de la morphine. Il n'y a pas d'ailleurs trace de dyspepsie, et le liquide du
lavage sort aussi limpide qu'il l'était avant l'opération.

Observation XXXIII.

Gastralgie. Galvanisation.

Marie C... entra dans le service de M. Dujardin-Beaumetz
pour des gastralgies dont elle a ressenti les premières atteintes
il y a trois ans, qui se sont reproduites à divers reprises et notamment depuis quelques jours. Les douleurs augmentent d'intensité
aux repas, mais tantôt les aliments font disparaître la gastralgie,
tantôt le travail de la digestion l'augmente. Cependant la digestion
reste facile lorsqu'il n'y a pas de douleurs ni de vomissements.
Il y a vingt jours, la malade a été prise de vomissements multiples
continus, et qui expulsaient indifféremment les aliments solides et
les liquides. Depuis quatre jours, ces vomissements ont cessé de
se produire, et il ne reste plus que des douleurs de gastralgie.
D'ailleurs les vomissements n'étaient pas en relation absolue avec
les accès de gastralgie et se produisaient souvent indépendamment
de ceux-ci. La malade est mal réglée ; il y a un retard dans les
menstrues, qui sont très pâles. La sensibilité cutanée est éteinte
par places, le sein droit notamment est absolument insensible.

Opium, Kbr. Douches prises irrégulièrement. Un mois après son
entrée, profitant d'une recrudescence des douleurs qui déterminent
de la sputation, de l'altération des traits, on soumet la malade à
une séance de galvanisation polaire positive de dix minutes, avec
vingt couples et 9 Milli-Weber. Au bout de dix minutes, disparition totale de la douleur épigastralgique et xiphoïdienne. Un point
douloureux ombilical situé à 5 centimètres de la ligne médiane a
droite des fausses côtes du côté droit, n'a point été influencé, une
demi-heure après la séance la douleur se fait sentir de nouveau.

CHAPITRE IV

Tympanite gastro-intestinale

(Dilatation de l'estomac).

La distension de la cavité de l'estomac ou de celle de l'intestin par les gaz qu'elles renferment constitue la tympanite ou pneumatose gastro-intestinale. La localisation à l'estomac seulement est rare dans l'hystérie, la dilatation aiguë de ce ventricule est, au contraire, relativement fréquente dans certaines affections générales et. certaines maladies nerveuses.

La tympanite admet deux variétés : la tympanite permanente et la tympanite passagère. La première succède souvent à la seconde, elle peut être spontanée et primitive. Elle se développe souvent à la suite d'attaques convulsives ou bien après un repas, une émotion.

Nous insisterons peu sur la théorie pathogénique qui admet 3 opinions.

1re opinion. L'air est ingurgité avec les aliments.

2e opinion. Les gaz viennent de modifications chimiques subies par le suc intestinal, par les aliments, les féculents en particulier.

3e opinion. Le seul travail de la digestion pourrait produire des gaz qui sont en quantité normale ou en excès.

M. Cadet(1), dans sa thèse inspirée par M. Huchàrd, pense que ces phénomènes doivent se rattacher à un trouble d'innervation, soit qu'il retentisse sur les glandes et leur sécrétion, soit qu'il supprime l'action du nerf d'arrêt (nerf grand splanchnique), et frappe d'inertie la tunique musculeuse de l'intestin dont le calibre dès lors s'agrandit sous la poussée des gaz.

Quoi qu'il en soit, la tympanite détermine le développement du ventre, des bâillements, de la difficulté d'avaler ; il semble que les liquides traversent difficilement le cardia (Grisolle) ; dans tous les cas, elle gêne les mouvements de l'estomac. La dilatation du ventre est tantôt régulière, tantôt présente des bosselures, l'abdomen prend une forme ovoïde à grosse extrémité dirigée en bas. La percussion donne un tympanisme exagéré ou un subtympanisme si la distension est trop grande et la paroi trop inflexible ; la palpation, la percussion directe doivent ne rien révéler; enfin il y a des phénomènes de compression : dyspnée, palpitations, déplacements des viscères mobiles, poumon, cœur, foie, d'où modifications constatables par le toucher vaginal et tiraillement des ligaments larges, congestion céphalique et oculaire, douleurs variables, quelquefois nausées, vomissements, dysurie ; enfin si la tympanite devient trop marquée, la dyspnée se change en orthopnée, il y a des phénomènes asphyxiques, des douleurs intenses, et la malade peut être emportée très rapidement par le progrès de l'anhématose, ou par une syncope, comme M. Huchard l'a vu pour une de ses malades.

La marche est très variable, tantôt elle se développe graduellement, tantôt plus ou moins rapidement ; elle peut su-

(1) Cadet. De la pneumatose gastro-intestinale. Paris, 1871.

bir des variations énormes d'une minute à l'autre; de l'état presque naturel à la distension la plus exagérée, et cela, sans aucune raison évidente. De même, elle guérit subitement ou graduellement, ou bien, reste stationnaire pendant des années entières.

Lorsqu'elle est passagère, il est ordinaire qu'elle se développe avec brusquerie, soit à la suite d'une émotion, et surtout à l'approche des règles.

Dans l'une ou l'autre forme, l'émission des gaz par l'anus et la bouche est toujours suivie de soulagement.

Les variations qui se produisent dans le volume de la tympanite paraissent devoir, à l'exclusion de toutes les autres théories, être rattachées selon nous aux variations de la puissance contractile des tuniques musculeuses qu'une innervation irrégulière modifie d'une façon plus ou moins temporaire. La permanence de la pneumatose est certainement favorisée par les coudes que forment les anses intestinales en s'adossant. Cette disposition, que Guéneau de Mussy a nommée genouillure, en interceptant les communications des anses entre elles, oppose un obstacle jusqu'ici insurmonté à l'évacuation par la ponction capillaire des gaz qui distendent le tube digestif.

Lorsque la tympanite gastro-intestinale s'accompagne d'une entéralgie violente, ce qui est fréquent, la *pseudo-péritonite* qui en résulte, risque fort d'égarer le diagnostic, si en même temps la fièvre s'allume, si le pouls devient rapide et faible et qu'il s'y joigne des vomissements porracés et une constipation opiniâtre, si l'altération des traits imprime au facies cet aspect hippocratique qu'on est habitué à rencontrer dans la péritonite aiguë, enfin, si on peut rationnellement imputer tous ces phénomènes à l'une des causes ordinaires de l'inflammation de la séreuse abdominale, le diagnostic différentiel devient presque impossible, à moins qu'une prompte résurrection de la malade ou l'allure irrégulière et intermittente de ces accidents, viennent imposer le diagnostic de *péritonisme hystérique*.

L'ascite, les kystes de l'ovaire ont pour eux leur forme, la distribution topographique de la matité et du tympanisme, les résultats de la palpation et de la percussion directe, la forme spéciale du ventre, les antécédents et renseignements anamnésiques, enfin au besoin la ponction capillaire exploratrice.

La tympanite peut être simulée comme le témoigne une observation de la thèse de M. Gérardin, il faut donc se mettre en garde contre cette éventualité. La dyspepsie flatulente est limitée à l'estomac, elle sera facilement reconnue avec ses renvois, ses hoquets, ses régurgitations, ses nausées et ses vomissements ; la physométrie, la pneumatose péritonéale, si elles existent, sont si rares qu'il est à peine besoin de les citer.

Nous rappellerons aussi pour mémoire seulement la grossesse nerveuse, les kystes, la dilatation ou les tumeurs de viscères abdominaux qui s'accompagnent de phénomènes assez spéciaux et d'un état assez permanent pour n'être pas le plus souvent confondus avec la tympanite. Le diagnostic causal devra rechercher s'il ne s'agit point de ces tympanites par abus des purgatifs ou si c'est bien l'hystérie qui est en cause.

Auprès de cette tympanite généralisée il faut placer certaines tympanites locales. Celles-ci peuvent tenir à deux causes ; ou bien à la paralysie d'une partie plus ou moins étendue de la paroi musculaire de l'abdomen qui cède devant la pression des intestins ou de l'estomac, ou bien, à la dilatation d'une anse intestinale dont les deux bouts sont rétrécis spasmodiquement, celle-ci alors repousse la paroi et forme une de ces tumeurs qu'en Angleterre on appelle *tumeurs-fantômes*, et qu'en France M. Huchard désigne sous le nom de *pseudo-tumeurs*. Cette affection paraît être beaucoup plus fréquente en Angleterre qu'en France, aussi a-t-elle été l'objet d'études plus nombreuses, elle paraît même, d'après le nombre des cas cités par les auteurs anglais, faire en quelque sorte partie de la pathologie commune. Ainsi, Habershou, Greenhow, Mitchell, Gull et Adison, qui en ont parlé le premier, ont eu occasion de les observer assez souvent.

Ces tumeurs peuvent occuper soit la région épigastrique, soit les régions latérales de l'abdomen, soit enfin l'hypogastre. Ainsi la tumeur pourra rappeler vaguement la forme de l'estomac, celle d'un rein ou celle des côlons ascendant transverse, ou bien simuler un kyste uni ou bilatéral de l'ovaire.

Les auteurs leur assignent les caractères suivants : forme mal délimitée, volume susceptible de grandes variations. Elles apparaissent, disparaissent, augmentent ou diminuent selon les jours ; leur situation est instable, c'est ainsi que les malades ont noté quelquefois que la tumeur était tantôt dans le flanc droit, tantôt dans le flanc gauche, un peu plus haut, un peu plus bas ; la palpation en est ordinairement douloureuse, elles sont molles, tympaniques, ne s'accompagnant d'aucun trouble de la santé générale et disparaissent spontanément ou sous le chloroforme, si elles sont dues à la contracture de l'intestin ou bien, par la faradisation du muscle, si elles dépendent d'une paralysie locale d'un faisceau musculaire. Le diaphragme et le foie sont abaissés, et elles peuvent provoquer une dyspnée variable.

Mais ce ne sont point là les deux variétés les plus communes de ces tumeurs-fantômes ; il y en a une troisième à laquelle se rapportent la majorité des pseudo-tumeurs observées. Elles sont dues à une véritable contracture locale de faisceaux musculaires agissant pour leur propre compte en dehors du corps du muscle auquel ils appartiennent. Celles-ci peuvent se montrer non seulement dans les régions épigastriques, hypochondriaques, iliaques et hypogastrique, mais encore aux lombes, à la poitrine, dans la région sous-claviculaire (Huchard), aux hypocondres (Potain), au mollet (Mitchel).

Ces tumeurs sont dans la paroi ou sous-cutanées, dures, résistantes, mates, douloureuses spontanément et à la pression, elles se déplacent de leur propre mouvement. Elles disparaissent quelquefois pendant le sommeil et toujours sous le chloroforme, elles disparaissent aussi spontanément et quelquefois par la malaxation. A leur niveau la température locale est de un demi-degré au-dessus de celle des parties environnantes, d'après Weir Mitchell. Cet auteur en a observé une dans la région pectorale. Elle cessait d'être visible lorsque le bras était porté dans l'abduction. Elle disparut sous le chloroforme. Mais lorsque la malade se réveilla, elle se reproduisit à l'abdomen où elle demeura pendant plus d'un an.

Cette variété de tumeurs-fantômes n'est pas spéciale aux hystériques, on la retrouverait chez les sujets nerveux, les rachialgiques et aussi chez les tabétiques (?).

Nous connaissons en ce moment une dame qui s'est déjà

présentée plusieurs fois chez un médecin spécialiste pour les maladies des femmes, se croyant atteinte d'une affection du ventre ; de temps en temps elle observe une tumeur grosse comme le poing, très douloureuse, qui monte de la fosse iliaque gauche presque jusque sur les fausses côtes du même côté; qui apparaît puis disparaît dans l'espace d'une après-midi. Cette tumeur, sur laquelle le spécialiste n'a pu encore s'expliquer, n'est autre chose qu'une tumeur-fantôme chez une femme nerveuse, mais qui n'est nullement hystérique et jouit d'ailleurs d'une parfaite santé, malgré l'existence d'un léger prolapsus utérin et l'antécédence de douleurs monoarticulaires très vraisemblablement attribuables à la présence d'un corps étranger douloureux de l'arti‐culation tibio-tarsienne.

Voici à ce sujet quelques observations de tympanite et de pseudo-tumeurs.

OBSERVATION XXXIV.

Tympanite hystérique.

Elwa Baran... , 17 ans, entrée dans le service de M. Charcot à la Salpêtriere au mois de décembre 1882. Elle n'a pas d'antécédents héréditaires. Régléeà l'âge de 15 ans. Il y a un an, a eu sa première attaque d'hystérie, la deuxième attaque est venue deux mois après la première, la troisième un mois après la seconde, la quatrieme quinze jours après la troisième, enfin la cinquième seulement huit jours après la précedente.Les attaques ont eté se rapprochant jusqu'a deux et trois par jour en augmentant d'intensité, surtout à l'epoque des règles. L'anesthésie a un certain moment était totale, mais aujourd'hui elle a completement disparu ; points hystérogènes sous les seins vers l'angle de l'omoplate gauche, les attaques sont arrêtées par la compression de l'ovaire gauche. Pas d'ovarie. Contractures après les attaques. Champ visuel rétréci. Achromatopsie, pas de gastralgie. Il y a bientôt quatre mois, la malade a vu son ventre grossir d'abord après les repas, le creux épigastrique non seulement était effacé, mais bombait fortement, puis cela passait, la digestion se faisait regulièrement. La tympanite, après avoir été pendant un certain moment transitoire est devenue plus ou moins permanente, mais avec des variations considerables; quelquefois le développement était assez énorme pour forcer la malade à rester assise sur son lit pendant la nuit pour ne pas étouffer. En même temps elle avait des palpitations de cœur violentes. Le tympanisme augmente avec tant de rapidité que les buscs du corset de la malade se sont souvent brisés Apres plusieurs heures d'angoisse le ventre reprend rapidement son volume normal.Il n'y a rien d'anormal dans l'abdomen, et les fonctions se font bien, sauf la tympanite.

Hier celle-ci était si développée que M. Charcot a fait photographier la malade. La menstruation est regulière, il y a fréquemment des nausees sans vomissements, pas de constipation. Il y a quinze jours vomissements bilieux, diarrhée, tympanite énorme.

21 décembre. Phénomenes de pseudo-péritonite, douleurs, vomissements, augmentation énorme du ventre, palpitations, nausées, dyspnée, anorexie, insomnie complète. — Cataplasmes, repos au lit.

Le 25. Après quelques jours de cet état, tout a rétrocedé, et aujourd'hui la tympanite a beaucoup diminué.

État général excellent.

OBSERVATION XXXV.

Tumeur-fantôme.

(Recueillie par Spencer Wells) (1).

Em... agée de 22 ans, est bien constituée, elle a le teint frais, elle est plutôt grasse que maigre et n'est point mariée. La malade est envoyée de la campagne comme une malade souffrant d'une tumeur ovarienne *bonne à opérer*.

Elle raconte que jusqu'à ces deux dernieres annees, elle a toujours joui d'une bonne santé, mais que depuis ce moment elle s'est vu obligée d'abandonner ses occupations, et dans ces derniers temps

(1) Medical Times, 1859.

elle avait maigri. Le 7 juin 1859 elle entre à l'hôpital. Elle attribuait sa maladie à des coups de pied violents portés dans le bas-ventre et sur les cuisses, suivis de gonflement, de douleurs, de perte de sang et de caillots par le vagin et le rectum.

L'hémorrhagie récidiva, dit-elle, plusieurs fois dans le cours de cette année et l'abdomen commença alors à se développer graduellement jusqu'à ce jour. Elle avait suivi beaucoup de traitements divers. Les règles n'étaient plus séparées que par un intervalle de neuf jours seulement. Elles se composait de caillots en grande partie. La malade accusait de fortes douleurs dans le dos et les lombes pendant les trois jours qui précédaient et suivaient les règles.

Avant d'examiner l'abdomen, et se basant simplement sur le teint fleuri de la patiente, sur son embonpoint, sur ses allures de de femme hystérique et excitable, M. Spencer Wells émet l'opinion que ce développement abdominal, très évident au-dessous des jupes, égal a celui d'une grossesse à terme, ne relève pas d'une affection ovarienne.

Une fois les jupes relevées, la nature de l'affection saute aux yeux. Les fausses côtes sont en retrait, une saillie qui dessine l'arc du côlon ascendant et du côlon transverse commence près de la symphyse et se recourbe à 4 doigts au-dessus de l'ombilic en avant du plan des muscles droits de l'abdomen. La pression sur ces saillies est très douloureuse et même le plus leger frôlement dans un point quelconque.

Les parois abdominales sont tapissées d'une couche cellulo-graisseuse abondante de telle sorte que la résonnance a la percussion n'est nulle part tympanique.

L'utérus est normal mais le toucher vaginal est sensible.

Quelques médecins élévant des doutes sur le diagnostic, M. Wells endort la malade. Sous l'influence du chloroforme, la tumeur abdominale disparaît lentement, l'arc des côlons s'affaisse, le diaphragme s'élève, et lorsque le sommeil est profond, il n'y a plus apparence de tumeur, les parois sont flasques et malléables.

A mesure que le sommeil anesthésique cesse, les côlons

reprennent leur distension, le diaphragme redescend, et la tumeur reparaît avant que la malade soit complètement réveillée. L'expérience répétée plusieurs fois donne toujours les mêmes résultats. En même temps que disparaissait la tumeur, la dyspnée cessait. Aussitôt qu'elle reparaissait, il fallait tenir la malade assise sur son lit, pour éviter l'asphyxie. — Asa fœtida et valériane.

Sous leur influence et aussi sous celle de la honte et du ridicule qu'elle ressentait, la malade recouvra rapidement son état normal, et quitta l'hôpital pour courir retrouver ce prétendu frère qui lui avait administré, disait-elle, des traitements si brutaux.

OBSERVATION XXXVI.

Une hystérique présentait une tuméfaction globuleuse qui, occupant l'hypochondre droit et l'épigastre, semblait refouler les dernieres côtes et surtout la paroi abdominale. Toute la région proéminente, ferme et tendue, était le siège d'une sensibilité assez vive et d'une legère matité.

Deux ponctions avaient été pratiquées sans résultats (on croyait à l'existence d'un énorme kyste hydatique du foie) quand la malade entra dans le service de M. Potain. On remarque alors que la limite supérieure du foie commence très bas, de sorte que la hauteur totale de l'organe ne semble pas accrue, bien que la matité s'étende au-dessous des côtes.

C'est un fait d'une grande importance, et qui est en contradiction avec le diagnostic primitivement porté. De plus, on remarque que l'hyperesthésie de la région hypochondriaque droite fait contraste avec une notable sensibilité du côté gauche du corps.

Enfin, le membre inférieur droit et la région rachidienne présentent des déformations en rapport avec l'existence d'une coxalgie hystérique; raccourcissement apparent du membre immobilisé par la contracture, flexion de la jambe sur la cuisse, et de la cuisse sur le bassin, rotation du pied en dehors, incurvation et ensellure excessive de la région lombaire, etc. Or, pendant l'anesthésie chloroformique la tension et la tumeur disparaissent, la cambrure exagérée du rachis s'efface peu à peu, et le ventre devient assez souple pour qu'il soit permis de l'explorer et de constater l'absence de toute tumeur et l'étendue normale de la matité hépatique. Mais dès que l'anesthésie cesse d'être complète, tous les phénomènes morbides se reproduisent ; la tumeur globuleuse réapparaît, en même temps que le foie s'abaisse, refoulé par le diaphragme qui se déprime et devient immobile, la respiration reprenant le type costal supérieur. La contracture des muscles de l'abdomen est continue et ne cesse pas pendant le sommeil.

La malade en question ayant donc une arthralgie coxo-fémorale et une ensellure très prononcée de la région lombaire, qui, plus accusée à droite, déterminait de ce côté une véritable projection de l'abdomen. Le groupe musculaire formé par les obliques et le transverse était contracturé, tandis que le grand droit était dans le relâchement ; par suite, l'estomac et l'intestin météorisé se trouvaient repoussés vers la partie la moins résistante, c'est-à-dire vers la région occupée par les muscles grands droits ; enfin, le foie était abaissé et refoulé dans la région de l'hypochondre droit par la contracture du diaphragme.

La faradisation du grand droit provoquait des contractions assez énergiques pour repousser le foie en haut et le chasser de la région où il se trouvait refoule et où il contribuait, pour la plus grande part à former cette masse globuleuse et saillante qui en avait imposé pour une tumeur.

OBSERVATION XXXVII.

Tumeur-Fantôme. Aphonie (1).

Mistress K... est une hystérique dont la première attaque a paru à l'occasion d'une fausse couche suivie de pelvi-péritonite. A partir de ce moment, douleurs et développement de l'abdomen.

Une semaine après l'avortement, première attaque suivie bientôt d'autres durant chacune deux heures ; après le premier accès, aphonie qui dure encore maintenant. De temps en temps vomissements alimentaires et hématémeses ; les attaques ont suivi

(1) Jenner. Medical Times, 1864

de près les vomissements. Trois semaines après l'avortement elle
est prise de métrorrhagies qui se sont renouvelées trois fois à intervalles irréguliers. Quant aux règles, elles n'ont pas reparu depuis
la fausse couche.

État présent. — Vomissements alimentaires tous les jours presque immédiatement après l'ingestion, les aliments sont peu modifiés.
Amaigrissement. La malade n'a pu augmenter son régime diététi-
que que deux ans apres son avortement. Depuis deux ans elle a
vomi du sang ; pas en grande quantité, mais toujours avec effort.
lors de ses acces de toux, mais jamais par hémoptysie. On pense
d'abord à un ulcère rond, mais après examen il y a lieu de revenir
sur cette opinion. La malade, outre sa maigreur, est d'une com-
plexion faible, les téguments et les muqueuses sont pâles, les pu-
pilles sont très dilatées. Aspect général d'une tuberculose au
début.

L'abdomen est résistant, d'une résistance inégale dans ses différentes partie, il est peu dépressible mais n'est point tendu jusqu'à
être brillant ni couvert de vergetures. L'ombilic n'est pas effacé.

La tuméfaction abdominale occupe tantôt le flanc droit, tantôt le
flanc gauche, jamais cette tuméfaction, au dire de la malade, ne disparaît entierement, bien qu'elle soit tantôt plus, tantôt moins marquée qu'au moment où on l'examine présentement. Actuellement,
la tuméfaction occupe surtout le flanc droit, et la résistance a la
palpation est plus grande de ce côté. La paroi se soulève facilement à chaque mouvement respiratoire. Il existe quelques vergetures. La palpation est douloureuse, il n'y a pas de fluctuation.
Aphonie très complete.

Quelques jours apres, on endort la malade par le chloroforme, la
tumeur abdominale disparaît complètement, la paroi récupère sa
souplesse habituelle.

De même que l'aphonie, la tuméfaction abdominale est d'origine hystérique.

OBSERVATION XXXVIII (Ramskill)

Tympanite hystérique.

Le sujet de cettte observation, est une jeune fille de 17 ans, observée à l'hôpital métropolitain, chez la quelle le développement

du ventre fit croire à une grossesse de 7 mois. La malade faillit de ce fait être jetée à la porte par son père.

A l'examen, on trouve le ventre gros, rond et plein, mais par la percussion on n'observe pas de matité. La contracture des muscles abdominaux empêche de pratiquer le palper d'une manière satisfaisante. L'ombilic est plutôt rentré qu'en protusion, et le toucher vaginal montre que l'utérus est petit et que le col a une longueur normale.

De temps en temps l'abdomen paraît être plus développé d'un côté que de l'autre, et le contour d'un kyste ovarien est exactement simulé, mais jamais la matité ne remplace le bruit tympanique normal.

La malade est attentivement surveillée depuis 3 mois, en vain on administre les purgatifs, la noix vomique, etc.

De temps en temps la malade se plaint de douleurs, mais l'état général est bon. L'abdomen continue à croître cependant, mais Barner et Hutchinson ayant été appelés à examiner la malade en consultation, émettent avec Ramskil l'opinion que, malgré toutes les apparences, on est en présence d'une tympanite hystérique, et qu'il n'existe aucune tumeur.

OBSERVATION **XXXIX.**

Tumeur. Fantôme. (Carter) (1).

M. J... domestique, agée de 19 ans fut admise à l'hôpital le 28 août 1871, souffrante d'une tumeur de l'abdomen.

D'après la version de la malade, la tumeur serait apparue 3 mois environ après un coup de pied qu'un enfant qui se débattait entre les bras de cette jeune fille lui aurait porté. Dès le début, la tumeur aurait été aussi développée qu'elle l'est aujourd'hui ; cependant elle a un peu grossi.

Son volume varie de temps en temps, de même que sa sensibilité. A l'examen, la tumeur qui occupe tout l'épigastre, du cartilage xiphoïde a l'ombilic mesure environ 9 doigts de largeur, elle est ronde, ferme et claire à la percussion, Elle est fort douloureuse.

La malade se plaint en outre de douleurs dans le dos et dans la

(1) Med. Times, 1872.

tête. L'intensité et l'étendue de ces douleurs varient. La malade est manifestement hystérique.

Pour se soulager, elle serre étroitement ses vêtements au-dessus de la tumeur.

On administre de la teinture de valériane.

31 août. Douleurs après les repas. Sous la compression la tumeur diminue de volume.

La servante de cette jeune malade croît bien que la tumeur diminue pendant le sommeil, mais elle ne peut s'en assurer absolument, la patiente se réveillant au moindre attouchement. Assa fœtida.

4 septembre. Il n'y a pas d'amélioration. La tumeur paraît résulter de la contracture des muscles droits, et pour éclaircir ce doute on administre le chloroforme.

Au début du sommeil anesthésique on n'observe aucun changement, mais aussitôt que le sommeil est profond, la tumeur disparaît complètement à la vue et à la palpation.

Le 8, elle quitte l'hôpital sans avoir rien présenté de nouveau.

OBSERVATION XL (Habershon).

Catherine M..., 13 ans, est admise dans le service d'Habershon, à Guy's Hôpital.

Elle assure avoir une tumeur de l'estomac. Elle est maigre, quelque peu anémique et dit avoir beaucoup souffert depuis trois mois.

D'après elle, l'augmentation du volume de l'abdomen a suivi de près une vive frayeur qu'elle a éprouvée il y a un peu moins de dix mois. La menstruation n'est pas encore établie.

A l'examen de l'abdomen on observe, en effet un gonflement manifeste s'étendant de la pointe du sternum à l'ombilic. La tumeur est arrondie, assez bien limitée, mieux qu'elle ne l'est dans le cas d'une dilatation de l'estomac. Cette tumeur est tympanique et de temps en temps devient le siège de douleurs que la malade compare à des crampes limitées au champ de la tumeur. Aucun symptôme de maladies organiques de la poitrine, aucun empâtement de l'abdomen. On lui ordonne une potion ferrugineuse, de l'aloès et de la magnésie ; au bout de quelque temps elle quitte l'hôpital.

Il peut se faire que ces tumeurs fantômes coïncident sur la

même paroi avec des tumeurs vraies, abcès hernie, lipomes, etc. etc. C'est ce qui est arrivé pour un malade cité par Habershon.

C'était un vieillard de 55 ans, affecté d'une hématemèse, de douleurs gastriques avec vomissements, émaciation progressive, dégoût de la viande. Il présentait une tumeur à l'épigastre, tumeur qui était fixe, et en même temps plusieurs tumeurs abdominales mobiles voyageant d'une fosse iliaque à l'autre, du scrobicule à l'hypogastre. Or ces tumeurs disparaissaient sous la main, qui les malaxait, ou spontanément si on distrayait fortement l'attention du malade. La tumeur de l'épigastre n'était autre qu'un cancer de la petite courbure, comprimant légèrement l'aorte et ayant déterminé les symptômes d'une phlegmatia alba dolens du membre inférieur droit et déjà une cachexie profonde; mais telle était, dit l'auteur, l'irritation du système nerveux rachidien central ou périphérique, que l'excitation la plus insignifiante suffisait pour produire des contractures localisées des muscles pariétaux.

Nous ne multiplierons pas plus les citations. Ces exemples montrent que ces pseudo-tumeurs peuvent, si l'on n'est pas prévenu, égarer le diagnostic, faire croire à une grossesse, à des amas stercoraux, à un kyste de l'ovaire ou du foie, à des tumeurs malignes de l'estomac ou des viscères abdominaux, à des tumeurs des muscles, etc., et que cette erreur peut conduire à des interventions chirurgicales désastreuses.

La possibilité de cette éventualité nous servira d'excuse près de ceux qui pourraient nous reprocher d'avoir, dans la description de l'hystérie gastrique donné une place à ces accidents, qui ne s'y rattachent que d'une façon tout à fait accessoire.

Quant au **traitement** de la tympanite hystérique, on pourra utiliser les especes carminatives, les toniques, les absorbants, la noix vomique et ses dérivés, mais surtout les antispasmodiques, la faradisation des parois abdominales et l'emploi des fomentations chaudes. Si la distension est très forte on recourra plutôt aux réfrigérants, aux vessies de glace, en ayant soin d'interposer un linge pour éviter les eschares, et de supprimer l'emploi du froid dès l'apparition de névralgies abdominales. Grisolle pense que, dans certains cas, l'ammoniaque à l'intérieur pourrait être d'une certaine utilité, se fondant sur l'analogie et la pratique vétérinaire.

Le même auteur conseille la ponction capillaire de l'intestin, l'introduction d'une sonde œsophagienne dans le rectum, poussée aussi haut que possible et l'aspiration à l'aide d'une pompe aspirante, des gaz contenus dans le gros intestin.

TABLE DES MATIÈRES

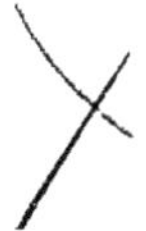

Paris. — A. Parent, imprimeur de la Faculté de médecine, rue Monsieur-le-Prince, 31.
A. Davy, successeur.

9 782019 245337